JN033617

寝てもとれない疲れをとる

神マッサージ

寺林陽介 著

脳神経内科医 内野勝行 監修

アスコム

1回3分の神マッサージで
最高の体調を取り戻そう

寝てもとれない疲れ、
体のだるさ、
パフォーマンスの低下に！

まえがき

99%の人は、頭のこりを抱えている

最初に、みなさんに、ぜひ試していただきたいことがあります。

両手の指を軽く広げ、ご自身の頭を押さえ、上下に動かしてみてください。

いかがでしょう?

頭皮はスムーズに動きますか?

それとも、ガチガチに固まっていますか?

もし3~5割程度の軽い力で、頭皮が1センチ程度動けば問題ありませんが、力を入れないと動かないとか、まったく動かないということであれば、頭がこっている可

能性があります。

私はこれまで、あんまマッサージ指圧師、鍼《はり》師、灸《きゆう》師として、2万人を超えるお客さまの治療にあたってきました。

みなさん、それぞれに異なる体のトラブルを抱えており、当然のことながら、痛みを感じる場所も、こっている場所も違います。

しかし、驚くべきことに、たった1か所だけ、ほぼ全員のお客さまがこっている場所があります。

それが、「頭」です。

頭がこっていないお客さまは、たったの1%程度しかいらっしゃらないのです。

そして、頭がこっているお客さまに話を聞くと、「寝ても疲れがとれない」「頭がすっきりしない」「いまひとつ、やる気が起きず、集中力も足りない」「頑固な頭痛や眼《がん》精《せい》疲労などに悩まされている」といった症状を訴えられることが少なくありません。

頭の筋肉の中でも、特にこりやすく疲れやすい側頭筋

頭蓋骨《ずがいこつ》と頭皮の間には「前頭筋《ぜんとうきん》」「側頭筋《そくとうきん》」「後頭筋《こうとうきん》」といった筋肉があり、その内側や周辺には、微細《びさい》な血管や神経がたくさん走っています。

パソコンやスマホの画面を見ているときも、ものを食べているときも、思考をめぐらせているときも、頭の筋肉は常に働いていますが、体のほかの部位の筋肉同様、頭の筋肉も、使いすぎれば疲労し、硬くなり、こりが生じます。

中でも、特にこりやすく、寝てもとれない疲れと大きく関わっているのが、頭の両サイド、こめかみから耳の上の周辺にある側頭筋です。

側頭筋はあごの筋肉とも連動しており、飲食時や会話時をはじめ、動かす機会が多

いからです。

長時間のデスクワークやスマホの使用による姿勢の乱れ、長時間のマスクの使用も側頭筋の疲れをもたらします。


また、側頭筋はストレスの影響を強く受けます。


ストレスを感じると、筋肉は緊張し、血管は収縮します。

ストレスがかかり続ければ、筋肉はやはり疲労して硬くなり、血流も悪くなって、こりが生じます。

ストレスを感じたとき、それを処理するのは脳であり、頭の筋肉はどこよりもストレスの影響を受けやすく、こりやすいのです。


さらに、ストレスは食いしばりや歯ぎしりの原因ともなります。

ストレスを感じていると、人は無意識のうちに、歯を食いしばったり歯ぎしりをしたりして、ストレスを発散しようとするからです。

そして、食いしばりや歯ぎしりは、側頭筋に過大な負荷《ふか》をかけます。

自律神経の乱れも「疲れとストレスの悪循環」を招く

なお、本文中で詳しくお話しするように、人間の体は「交感《こうかん》神経」と「副交感《ふくこうかん》神経」から成る自律《じりつ》神経によってコントロールされています。

交感神経が優位になると、心身が緊張し、活動に適した状態になり、副交感神経が優位になると、心身がリラックスし、睡眠や休息をとりやすくなります。

両者はシーソーのようにバランスをとっており、基本的には、朝、目が覚めるころから徐々に交感神経が優位になり、夕方になると副交感神経が優位になっていきます。

本来、夜、寝ている間は副交感神経が優位になり、側頭筋の緊張が緩んでこりや疲れが解消されるはずなのですが、過度の疲れやストレスなどにより、交感神経から副交感神経への切り替えがうまくいかないと、心身の緊張状態が続き、側頭筋のこりや疲れも解消されません。

側頭筋が硬くこったままでいるのは、サイズの小さい帽子を無理やりかぶり続けているようなものです。

これが、寝てもとれない疲れの大きな原因であり、ときには頭痛をもたらすこともあります。

頭の筋肉は、首や肩の筋肉につながっているため、側頭筋が疲れ、こると、首や肩のこりもひどくなります。

しかも、脳には体の状態をコントロールする働きがありますが、放置されたこりが頭の血管や神経などを圧迫すると、体の情報をキャッチしたり、体に指令を出したりすることが、スムーズにできなくなります。

こうして、側頭筋をはじめとする頭の筋肉の疲れやこりが、さまざまな心身のトラブルを招き、それが新たな疲れやストレスの原因になるという「疲れとストレスの悪循環《あくじゅんかん》」が発生してしまうのです。

「神マッサージ」で側頭筋のこりをほぐし、疲れをとろう

「寝てもとれない疲れ」「疲れとストレスの悪循環」の大きな原因となる側頭筋のこりを解消するために、ぜひみなさんに試していただきたいのが、この本でおすすめする「神《かみ》マッサージ」です。

私は、施術《せじゅつ》の際には必ず、側頭部のマッサージを行うようにしているのですが、お客さまからよく、次のような感想をいただきます。

「頭のマッサージをしてもらったら、頭の中がスッキリして、やる気が出てきた」
「視界が一気にクリアになった」
「夜、ぐっすり眠れるようになった」
「今まで、首や肩、腰をもんでも治らなかった首のこり、肩のこり、腰の痛みがすっとラクになり、胃腸の調子もよくなった」

中でも、頭を使うことが多い経営者やビジネスマンの方は、側頭筋がガチガチに硬くなっていることが多く、もみほぐすと非常に喜ばれます。

この本は、２０１７年11月に刊行した『ストレスとりたきゃ頭蓋骨をもみなさい』を大幅に加筆・再編集したものです。

それから3年以上の月日がたちましたが、２０２０年に始まったコロナ禍の影響もあり、寝てもとれない疲れやストレスに悩まされている人は、ますます増えているように感じます。

今回、この本をあらためて出そうと考えたのは、ふだんお客さまに行っている頭のマッサージを、みなさん自身でできるようにし、「寝てもとれない疲れ」「疲れとストレスの悪循環」を断ち切って、毎日をスッキリとした気持ちで健康に過ごしていただきたい、そして生活や人生の幸福度・満足度をより高めていただきたいと思ったからです。

まず、PART1では、側頭筋をはじめ、頭の筋肉のこりをもみほぐしつつ、重要なツボを刺激できる「神マッサージ」の方法をカラー写真で紹介しています。

気が向いたときに、1回あたり3分程度、頭を簡単にマッサージする。

それだけで頭の筋肉のこりがほぐれ、さまざまなツボが刺激され、頭の中がスッキリします。

おそらく1回で、みなさんにも効果を感じていただけるのではないかと思います。

特におすすめなのが、就寝前のマッサージです。

側頭筋のこりをほぐすことで、よりリラックスした状態で眠っていただけるし、疲れもとれやすくなるからです。

また、ＰＡＲＴ２とＰＡＲＴ３では、頭のマッサージについての詳しい解説と体験談を紹介し、ＰＡＲＴ４とＰＡＲＴ５では、「疲れとストレスの悪循環」と、さまざまな心身のトラブルや病気との関わりについてお話ししています。

疲れやストレスが原因で引き起こされる心身の不調や病気は、たくさんあります。もちろん、病気になってしまったときは、医師による適切な治療を受ける必要がありますが、頭のマッサージによって頭の筋肉のこりをもみほぐすことで、ある程度こうした病気やトラブルを遠ざけることができるのではないかと、私は思っています。

誰にでも簡単にできる頭のマッサージによって、一人でも多くの方が「寝てもとれない疲れ」やストレスから解放され、健康に生きられることを、心から願っています。

寺林《てらばやし》　陽介《ようすけ》

監修者まえがき

コロナ禍により、頭の疲れや頭痛を訴える人が増えている

みなさん、こんにちは。監修者の内野《うちの》勝行《かつゆき》です。

私は、神経内科外来や療養型病院での勤務を経て、現在は都内で脳神経内科のクリニックを開いています。

脳神経を専門に、これまで約1万人の患者さんを診《み》てきました。

クリニックには、比較的軽いものから重いものまで、頭や脳に関わる、さまざまな症状を抱えた患者さんが来られるのですが、特に2020年半ばからは、頭の疲れや頭痛を訴える方が急激に増えています。

その原因の一つが、「マスクの着用」です。

2020年、新型コロナウイルス(COVID-19)が世界中で猛威をふるい、人々は外出する際に、マスクの着用を余儀なくされるようになりました。

感染拡大を防ぐためには仕方がないこととはいえ、この、たった数グラムしかないマスクが、頭の疲れや頭痛を引き起こしているケースが少なくないのです。


頭蓋骨は、さまざまな衝撃から脳を守るため、柔軟に動くようにできており、ほかの部位と比べて、ズレやゆがみが起こりやすいという特徴があります。

頭には、前頭筋、後頭筋、側頭筋の3つの筋肉と、それを覆う筋膜《きんまく》が存在していますが、マスクを着用する(マスクのゴムによって耳が引っ張られる)時間が長くなると、頭蓋骨にズレやゆがみが生じ、頭の筋肉、特に頭の両側にある側頭筋に過剰な負荷がかかったり、筋膜が萎縮《いしゅく》・癒着《ゆちゃく》を起こしたりします。

その結果、筋肉や筋膜が硬くなってこりが生じ、頭を締めつけるような状態になり、寝てもとれない疲れがたまったり、頭痛が起こったりしてしまうわけです。

さらに、マスクをしていると、自分が吐いた二酸化炭素をすぐに吸うことになるため、血液中の炭酸ガスの濃度が高くなり、脳内の酸素量が減って疲れやすくなります。加えて、二酸化炭素には血管を拡張させる働きがあり、「筋肉や筋膜によって締めつけられた状態で血管が広がってしまう」ことから、頭痛も起こりやすくなるのです。

また、テレワークの普及に伴い、運動量が減り、デスクワークが増えたことも、頭の疲れや頭痛の原因になっているようです。

私も、「冷え」からくる頭痛に悩まされてきた

実は私も、幼いころから頭痛に悩まされてきました。

特に症状がひどかったのは、ホルモンがもっとも活発に働いていた中学時代や高校時代で、四六時中、サイズの小さいスイムキャップを無理やりかぶらされているよう

な「頭の締めつけ感」と痛みに襲われていました。
「この、頭の疲れや締めつけ感、痛みは、どうすれば改善されるんだろう」と、切実に考えざるをえなかったのです。

ストレスや姿勢の悪さ、生活習慣の乱れ、あるいは先ほど例に挙げた「マスクの着用」など、頭の疲れや頭痛の原因にはさまざまなものがありますが、私の場合、頭痛の大きな原因となっていたのが「冷え」でした。

私はもともと超低体温で、平熱が35度前後しかありませんでした。
体温が低いと、筋肉や筋膜がこわばって硬くなるため、やはり頭が、筋肉や筋膜によって締めつけられたような状態になります。

また、体温が低いと、血管が収縮して血流が悪くなり、酸素や栄養素がスムーズに全身の細胞に運ばれにくくなります。

体温を維持したり体を動かしたりするためのエネルギー（熱）は、筋肉や肝臓《かんぞう》、腎《じん》臓《ぞう》、脳などで、酸素と栄養素を使った化学反応（代謝《たいしゃ》）が行われることによって発生しますが、筋肉が硬くなって動きが悪くなったり血流が悪くなったりすると、発生するエネルギーの量が減り、ますます体温が低くなるという悪循環が起こります。

しかも、老廃物《ろうはいぶつ》も排出されにくくなるため、頭の疲れがとれにくくなり、頭痛もどんどんひどくなってしまうのです。

ちなみに私の場合は、「人参養栄湯《にんじんようえいとう》」「加味帰脾湯《かみきひとう》」「補中益気湯《ほちゅうえっきとう》」といった漢方薬を飲むようになってから、体温が1度前後上がり、頭痛も緩和されました。

漢方薬の効果で体温が上がったことで、筋肉の緊張が緩み、頭の余分な水分がスムーズに排出されるようになったためです。

さらに、私自身も数年前から、この本で紹介されている、寺林先生の「頭のマッサージ」を実践し、患者さんにもおすすめしています。

おかげで、頭痛に悩まされることが減りましたし、患者さんからも「頭がスッキリして、疲れがとれた」「頭痛が改善した」といった声をたくさんいただいています。

本文中に詳しく書かれていますが、頭の疲れや頭痛は、さまざまな心身の不調の原因となります。

マスク頭痛やデスクワーク、日々のストレス、あるいは冷えなどからくる頭の疲れや頭痛に悩まされている方は、ぜひ頭のマッサージを試してみてください。

内野勝行

寝てもとれない疲れをとる神マッサージ

目次

PART 3

PART 4

ストレスが、寝てもとれない疲れをもたらす

PART 5

免疫、ホルモンバランス、血管のトラブル……。ビジネスマンに知ってほしいセルフケアの意義

PART 1

寝てもとれない疲れをとる神マッサージのやり方

まず、寝てもとれない疲れをとるマッサージのやり方を覚えましょう。

このマッサージでは、頭の筋肉の中でも特にこりやすい耳の上、こめかみ、後頭部を重点的にもみほぐします。

一度やっただけで、頭の中がスッキリし、視界がクリアになるのが感じられるはずです。

朝起きたときに、家事や仕事の合間に、夜寝る前に……。

思い立ったときに、やってみてください。

なぜ寝てもとれない疲れが神マッサージでとれるのか？

寝てもとれない疲れをもたらす、2つの大きな原因

PART1では、「寝てもとれない疲れ」を改善できる、簡単な頭のマッサージのやり方をご紹介します。

しかし、みなさんの中には、「そもそも、なぜ寝ても疲れがとれないのか」「なぜマッサージで、疲れがとれるのか」と思った方もいらっしゃるかもしれません。

そこで、まず、寝てもとれない疲れの主な原因や、頭のマッサージによって、それが改善できる理由をお伝えしたいと思います。

寝てもとれない疲れをもたらす原因としては、さまざまなものが挙げられますが、中でも特に重要なのは、

・頭の筋肉（特に側頭筋《そくとうきん》）の疲れ
・自律《じりつ》神経の乱れ

の2つです。

筋肉が疲れて硬くなると、
血流が悪くなり疲労物質がたまっていく

私たちの頭（頭蓋骨《ずがいこつ》と頭皮の間）には、

・前頭筋《ぜんとうきん》（頭の前方、額のあたりの筋肉）
・側頭筋（頭の横、耳の上あたりの筋肉）

・後頭筋《こうとうきん》（頭の後方の筋肉）

という3つの薄い筋肉があり、体内のほかの筋肉同様、**使いすぎたり緊張状態が続いたりすると、頭の筋肉も疲労し、硬くなり、こりが生じます。**

中でも側頭筋は、ものを見るときにも、ものを食べるときにも酷使《こくし》され、ストレスからくる食いしばりや歯ぎしりによる過大な負荷《ふか》もかかるため、特に疲れやすく、こりやすいといえます。

筋肉が硬くなると、筋肉中や筋肉周辺の血管や神経などが圧迫され、血液やリンパなどの流れが悪くなり、筋細胞に十分な栄養や酸素がスムーズに運ばれなくなったり、二酸化炭素や「疲労物質」とよばれる乳酸《にゅうさん》などの老廃物《ろうはいぶつ》が排出されにくくなり、たまっていったりします。

その結果、筋肉はますます疲労して硬くなり、こりがほぐれにくくなります。

2つの原因は、相互に密接に関係し合っている

一方、自律神経は、意思とは関係なく勝手に働いている神経であり、「交感《こうかん》神経」と「副交感《ふくこうかん》神経」によって成り立っています。

交感神経が優位になると、心身が緊張し、活動に適した状態になり、副交感神経が優位になると、心身がリラックスし、睡眠や休息をとりやすくなります。

基本的には、朝、目が覚めるころから、徐々に交感神経が優位になり、夕方になると副交感神経が優位になっていきます。

両者がシーソーのようにバランスをとることにより、生命を維持するために必要な胃腸の働き、心臓の動き、代謝《たいしゃ》、体温の調節などが行われているのですが、どちらか

が極端に優位になりすぎると、心身にさまざまな不具合が生じます。

本来、夜、寝ている間は副交感神経が優位になり、側頭筋の緊張が緩んでこりや疲れが解消されるはずなのですが、過度の疲れなどにより、交感神経から副交感神経への切り替えがうまくいかないと、心身の緊張状態が続き、側頭筋のこりや疲れも解消されません。

側頭筋が硬くこったままでいるのは、サイズの小さい帽子を無理やりかぶり続けているようなものです。

これが、寝てもとれない疲れの大きな原因であり、ときには頭痛をもたらすこともあります。

また、放置されたこりが頭の血管や神経などを圧迫すると、脳が体の情報をキャッチしたり、体に指令を出したりすることがスムーズにできなくなり、それも自律神経が乱れる原因となります。

寝てもとれない疲れをもたらす2つの原因は、互いに密接に関係し合っているのです。

ストレスは側頭筋を疲れさせ、自律神経を乱す

なお、**ストレスは、頭の筋肉の疲れと自律神経の乱れの両方に、大きく関わっています。**

ストレスがかかり続けると、筋肉が疲労して硬くなり、血管が収縮して血流が悪くなり、こりが生じるからです。

ストレスを感じたとき、それを処理するのは脳であり、頭の筋肉はどこよりもストレスの影響を受けやすく、こりやすいのです。

しかも、ストレスを感じていると、人は無意識のうちに、歯を食いしばったり歯ぎしりをしたりしてストレスを発散しようとしますが、食いしばりや歯ぎしりは側頭筋に過大な負荷をかけます。

さらに、過度なストレスを受けていると、交感神経優位な状態が続くため、自律神経も乱れます。

このように、ストレスは側頭筋を疲れさせ、自律神経を乱します。

そして、側頭筋をはじめとする頭の筋肉の疲れやこり、自律神経の乱れが、さまざまな心身のトラブルを招き、それが新たな疲れやストレスの原因になるという悪循《あくじゅん》環《かん》が発生してしまうのです。

それでは、頭の筋肉の疲れをとり、自律神経のバランスを整える神マッサージのやり方について、次ページ以降で詳しく説明しましょう。

パフォーマンスがあがる神マッサージのやり方

頭のマッサージのポイント

POINT 1 マッサージの時間は、1回あたり3分程度を目安にしましょう。

POINT 2 少し強めの力でマッサージすると、より効果的です。頭皮をただもむのではなく、頭蓋骨をもむつもりで、手をしっかり押しあててから、マッサージを始めてください。

POINT 3 側頭部を温める際、「手が冷たい」「なかなか温まらない」と感じた方は、手を10～20回すばやくこすり合わせ、手を温めてから行いましょう。

POINT 4 無理のないペースで深呼吸（腹式呼吸）をしながらマッサージすると、リラックスできるうえ、血液やリンパの流れもよくなります。

POINT 5 頭部に傷がある方、頭痛がある方、マッサージ中に痛みを感じた方は、決して無理をしないでください。

※疾患のある方、妊婦の方は、医師に相談のうえ、行ってください。
※効果には個人差があります。

頭のマッサージの流れ

1

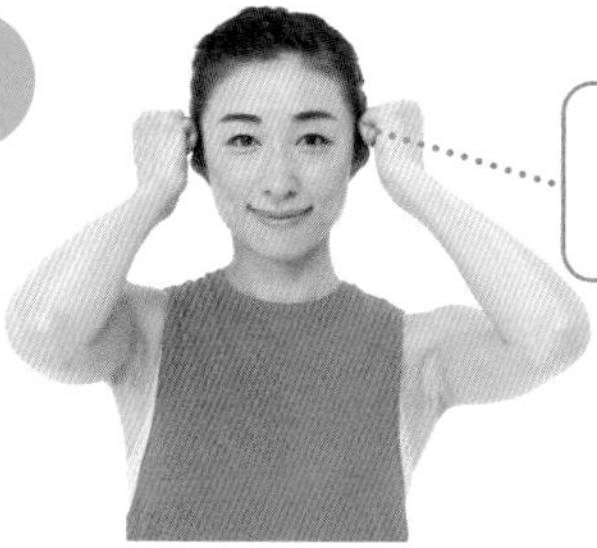

耳の上の
マッサージ

2

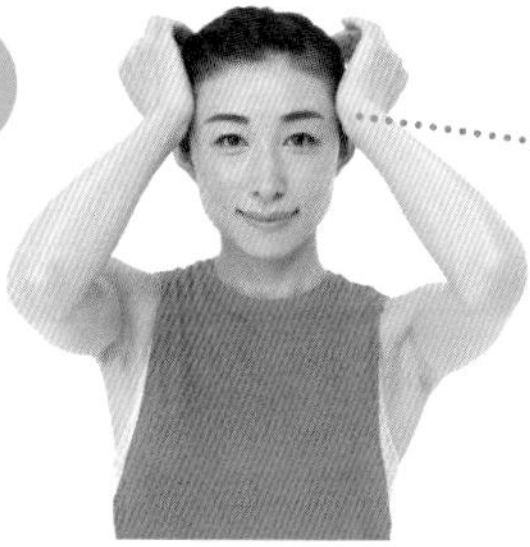

こめかみの
マッサージ

3

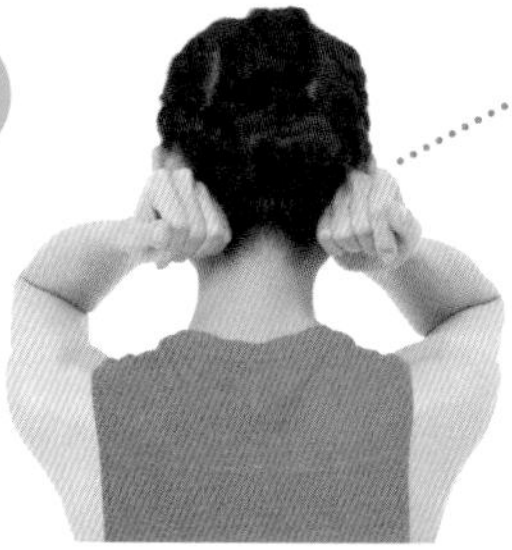

後頭部の
マッサージ

4

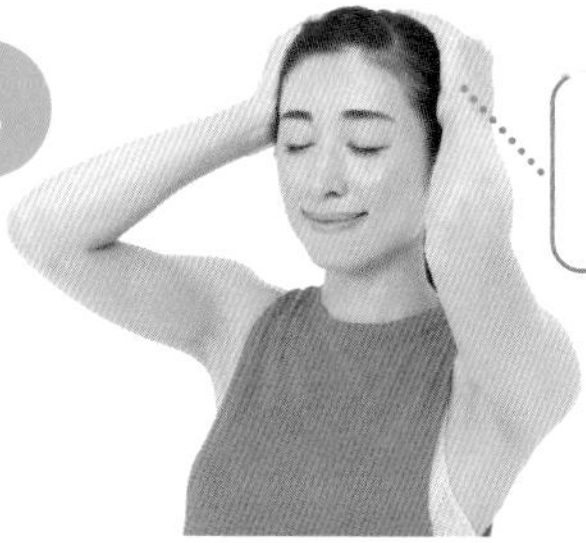

側頭部を温め、
リラックス

頭の
マッサージ
1

耳の上のマッサージ

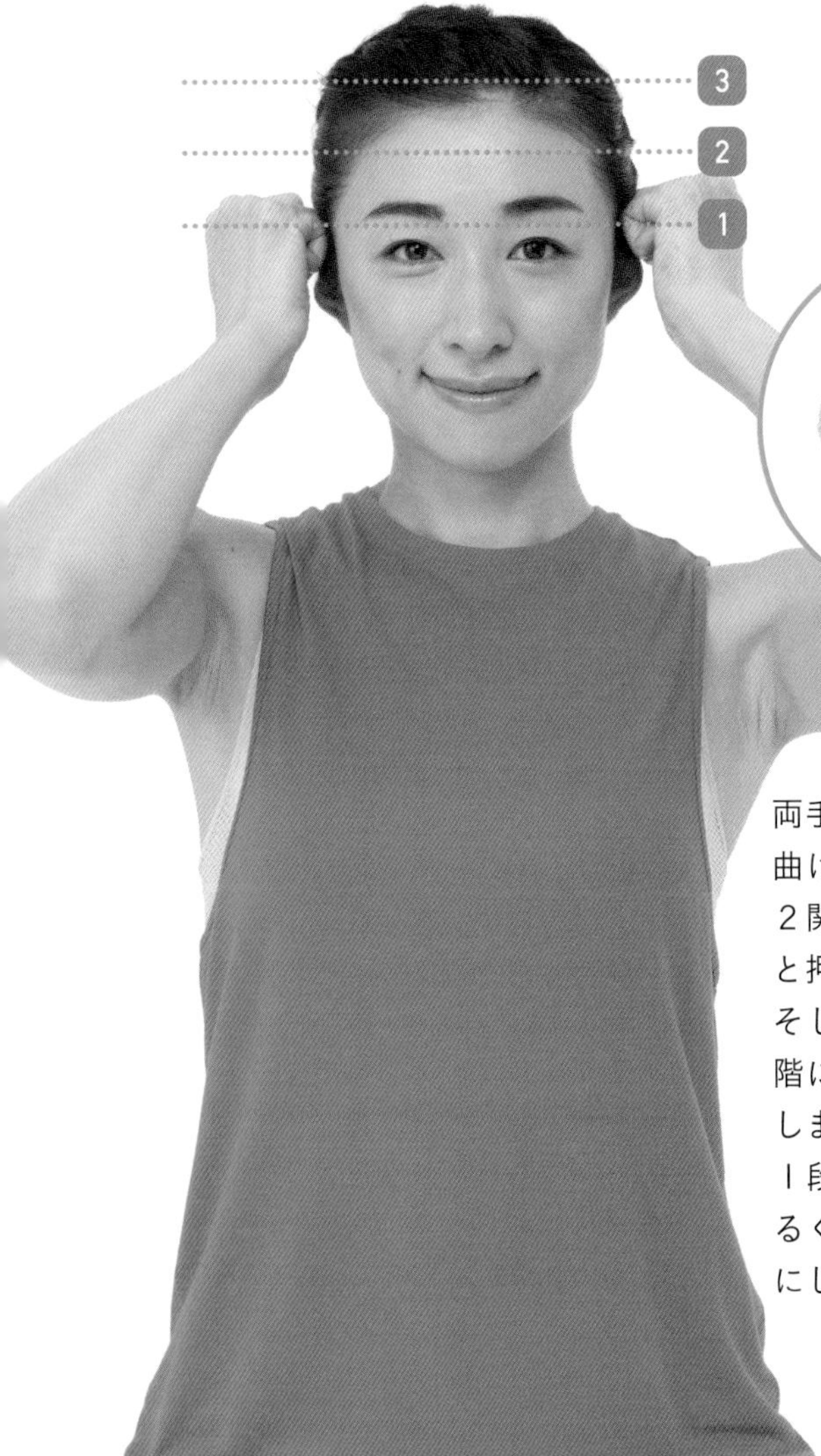

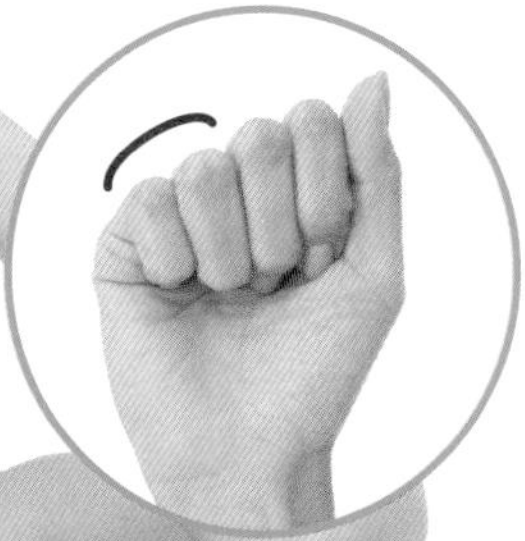

両手の指の第２関節を曲げ、薬指と小指の第２関節を耳の上にぐっと押しあてます。
そして耳の上を、３段階に分けてマッサージします。
１段階につき、10数えるくらいの長さを目安にしましょう。

耳の上のマッサージの流れ

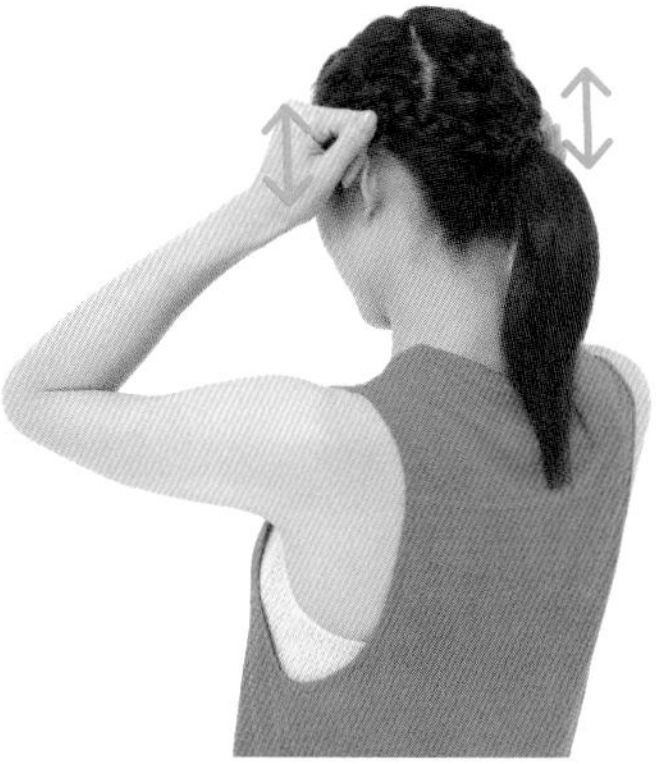

1 耳のすぐ上に手をおき、薬指と小指の第２関節をぐっと押しあてます。
そのまま10数えながら、グリグリと上下に細かく手を動かし、マッサージします。

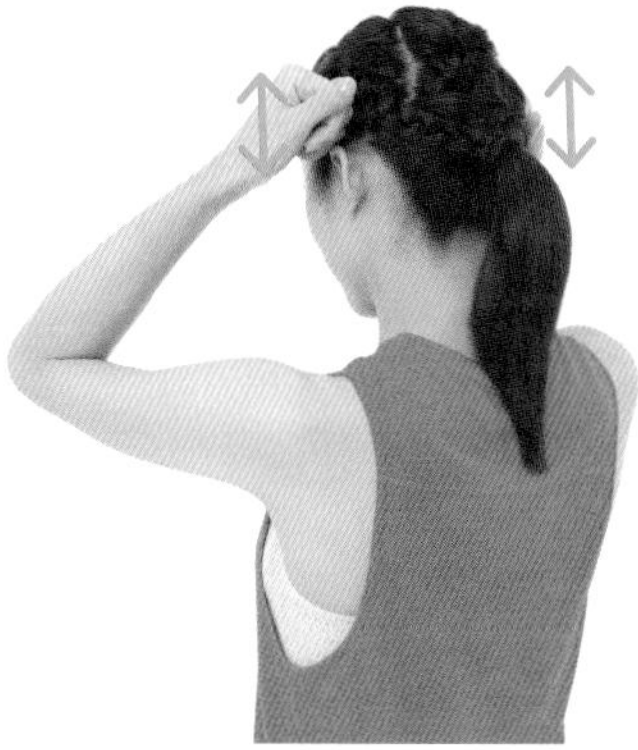

2 手の位置を少し上げ、薬指と小指の第２関節をぐっと押しあてます。
そのまま10数えながら、グリグリと上下に細かく手を動かし、マッサージします。

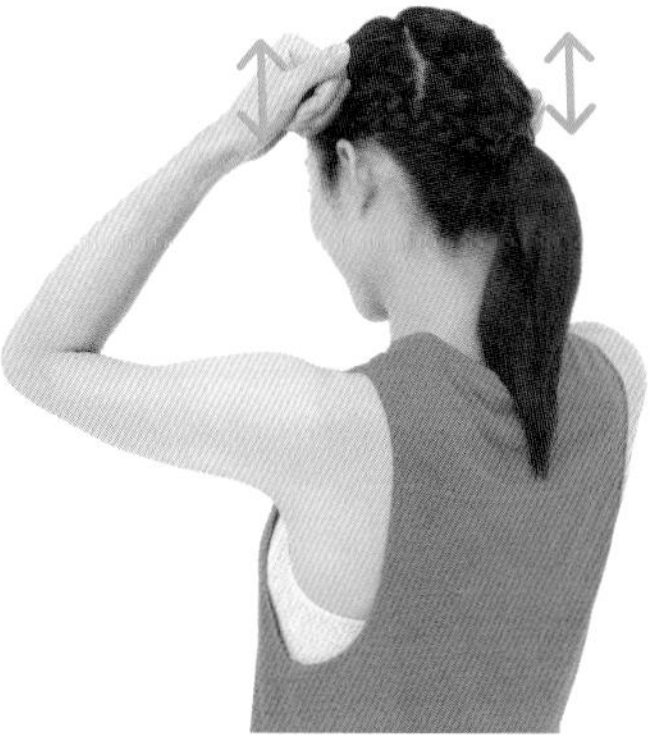

3 手の位置をさらに少し上げ、薬指と小指の第２関節をぐっと押しあてます。
そのまま10数えながら、グリグリと上下に細かく手を動かし、マッサージします。

こめかみのマッサージ

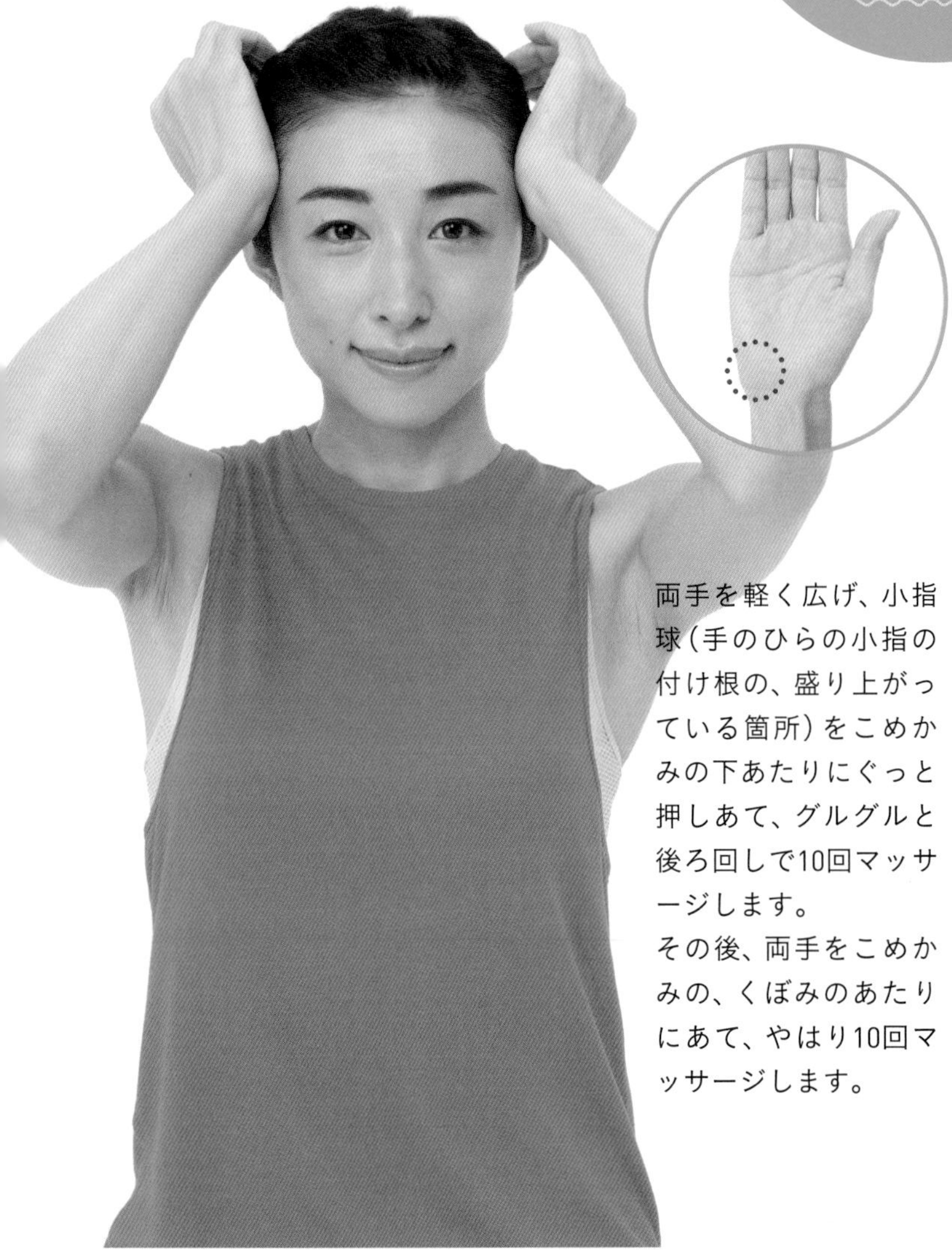

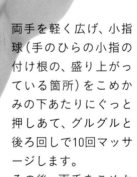

両手を軽く広げ、小指球（手のひらの小指の付け根の、盛り上がっている箇所）をこめかみの下あたりにぐっと押しあて、グルグルと後ろ回しで10回マッサージします。
その後、両手をこめかみの、くぼみのあたりにあて、やはり10回マッサージします。

こめかみのマッサージの流れ

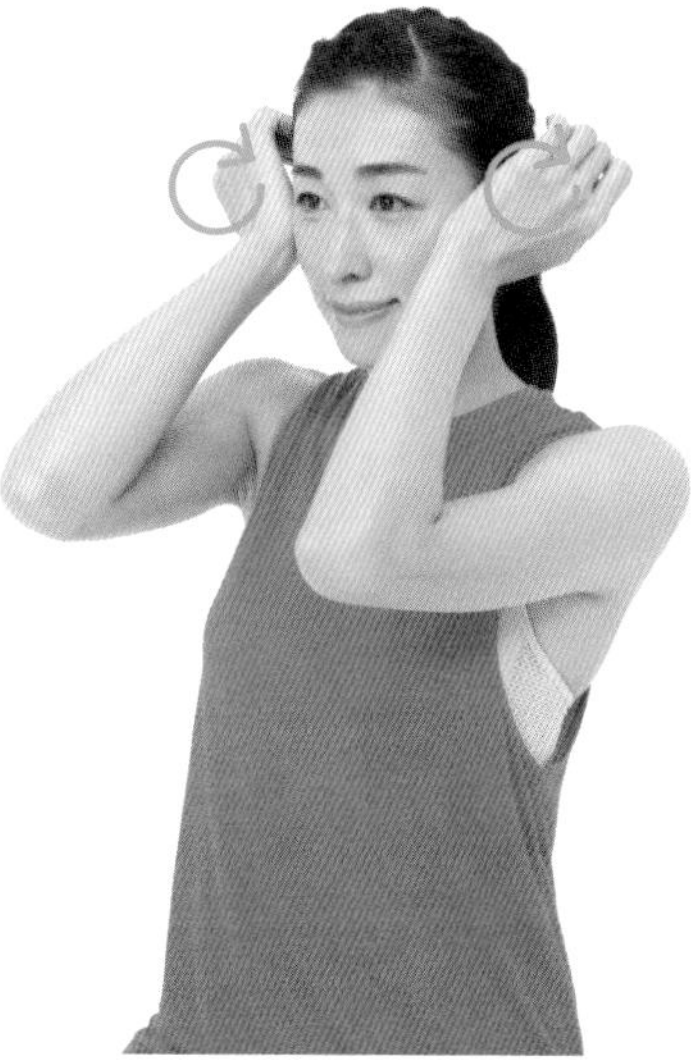

1 こめかみの下あたりに手をおき、小指球をぐっと押しあてます。
そのままグルグルと後ろ回しで10回マッサージします。

2 手の位置をこめかみのくぼみのあたりに移し、小指球をぐっと押しあてます。
そのままグルグルと後ろ回しで10回マッサージします。

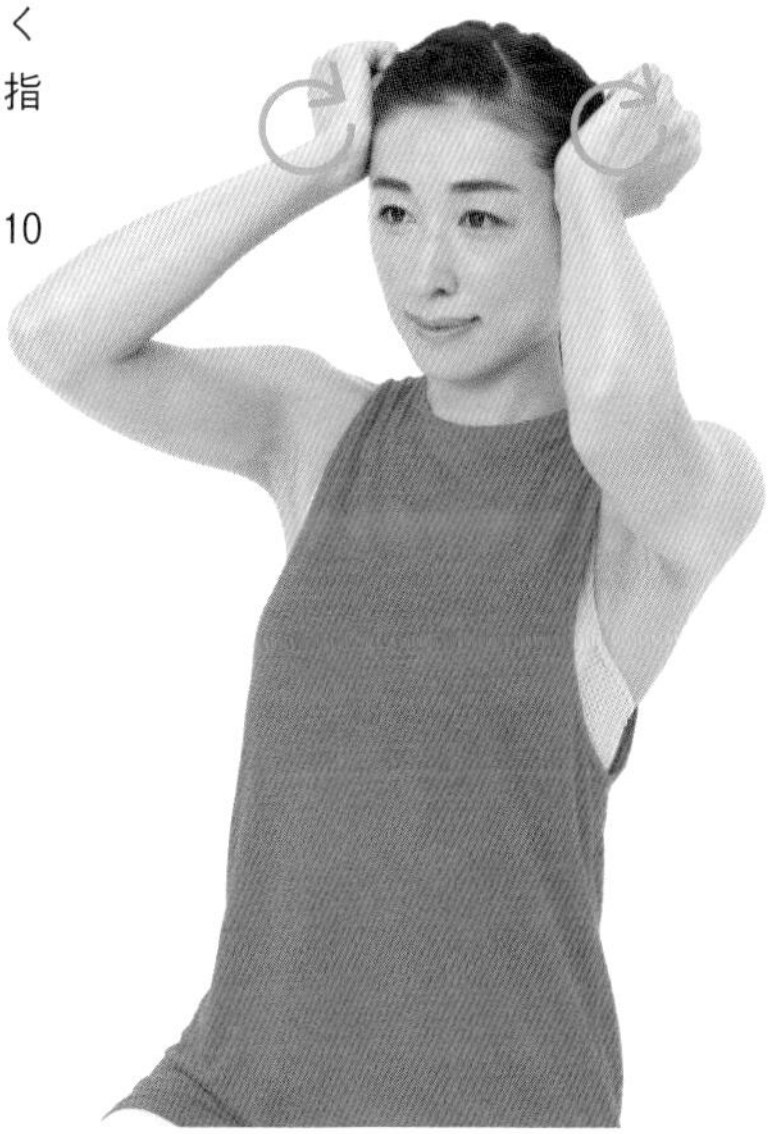

後頭部のマッサージ

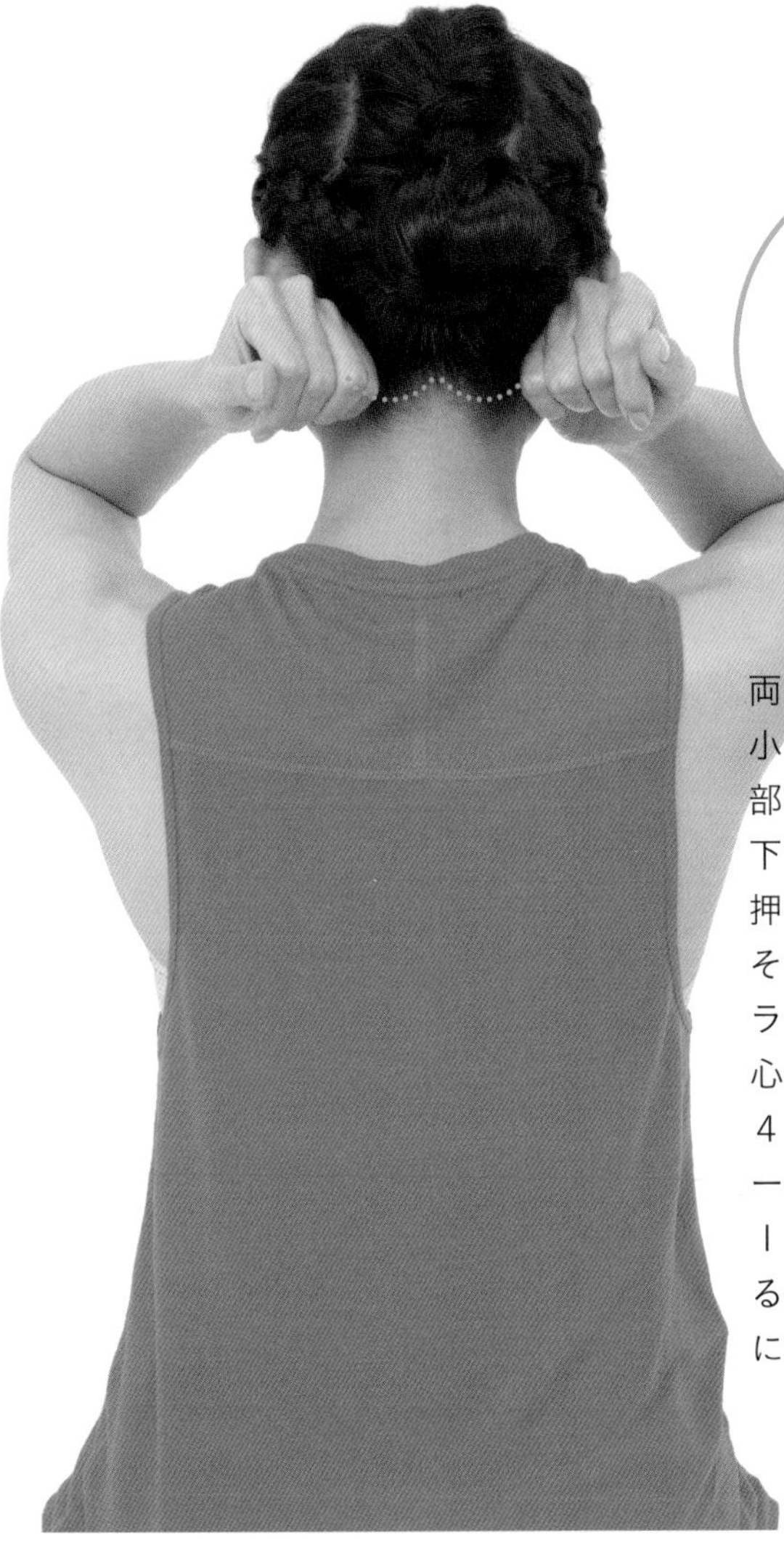

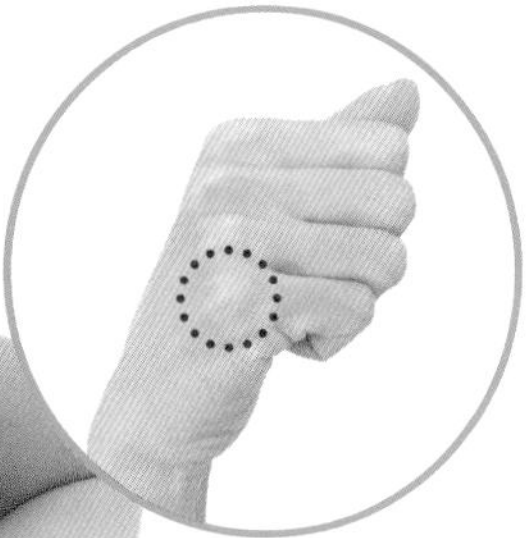

両手でこぶしをつくり、小指の第３関節を後頭部の耳の下、頭蓋骨の下の端あたりにぐっと押しあてます。
そして、頭蓋骨の下のラインに沿って手を中心部へ移動させながら、４段階に分けてマッサージします。
１段階につき、10数えるくらいの長さを目安にしましょう。

後頭部のマッサージの流れ

1 小指の第３関節を後頭部の耳の下、頭蓋骨の下の端あたりにぐっと押しあてます。
そのまま10数えながら、グリグリと左右に細かく手を動かし、マッサージします。

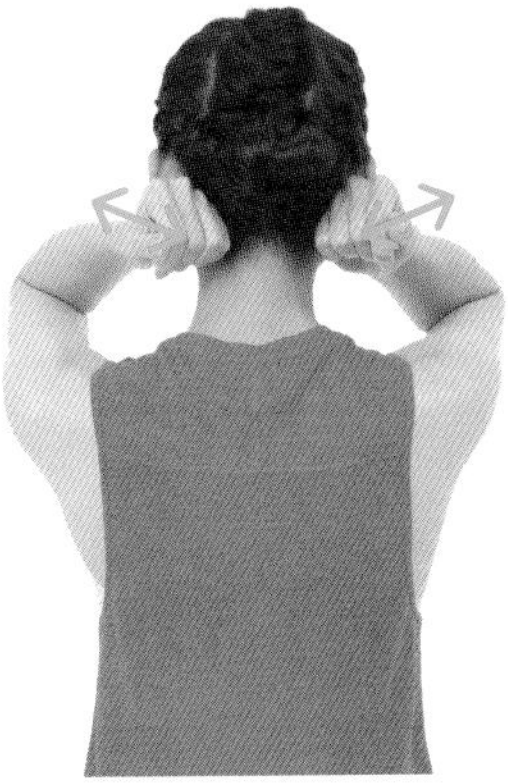

2 手の位置を頭蓋骨の下のラインに沿って、少し中心に近づけ、小指の第３関節をぐっと押しあてます。
そのまま10数えながら、グリグリと左右に細かく手を動かし、マッサージします。

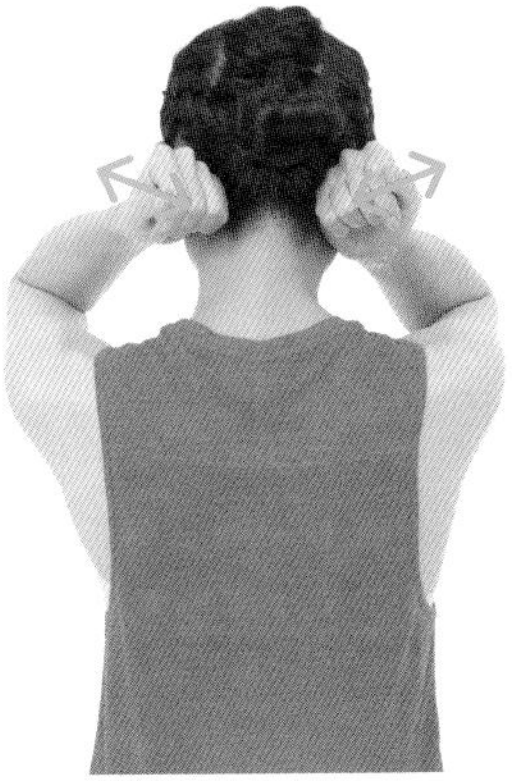

3 両手の位置を頭蓋骨の下のラインに沿って、さらに少し中心に近づけ、小指の第３関節をぐっと押しあてます。
そのまま10数えながら、グリグリと左右に細かく手を動かし、マッサージします。

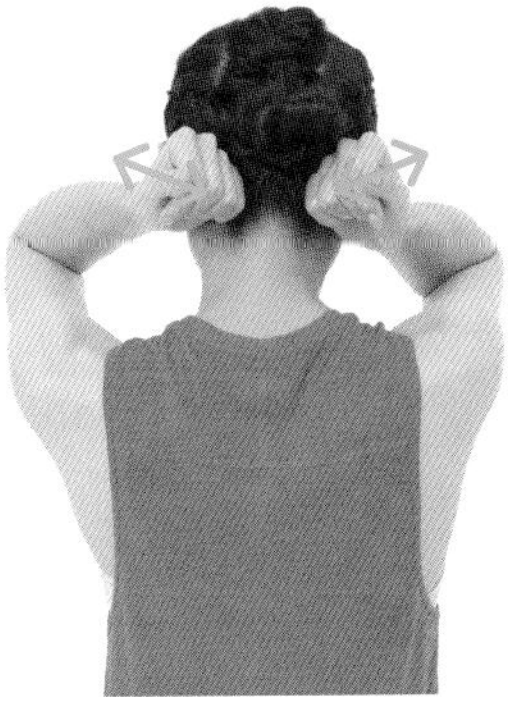

4 片方の手の小指の第３関節を、後頭部の左右の真ん中、髪の生え際の少し上の、くぼみのあるあたりにぐっと押しあてます。
そのまま10数えながら、グリグリと左右に細かく手を動かし、マッサージします。

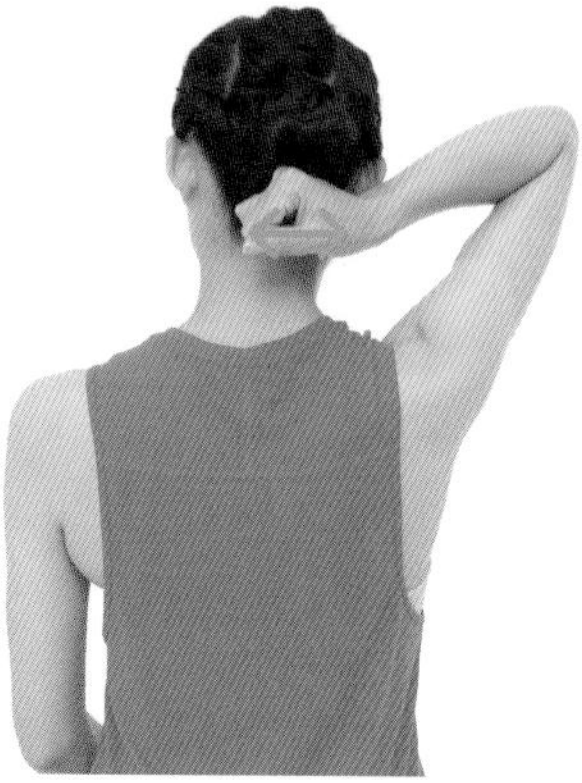

POINT

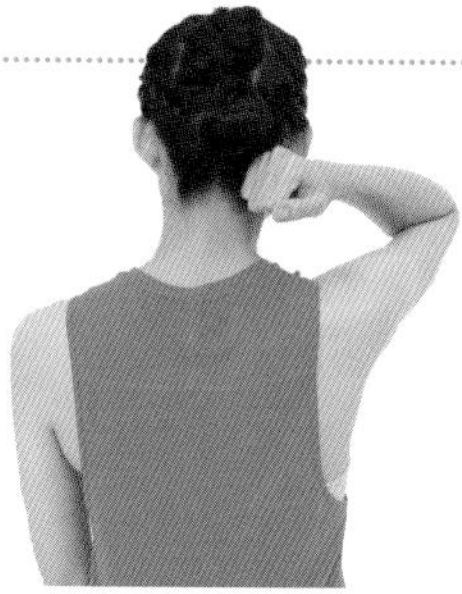

両手でマッサージするのが難しい場合は、片手ずつやってもかまいません。

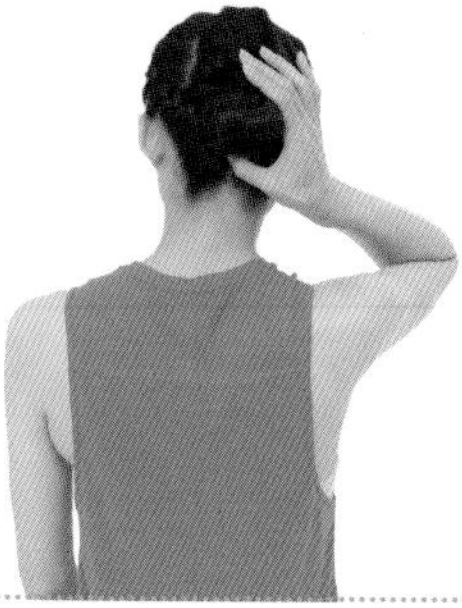

4の場所を小指の第３関節で押すのが難しい場合は、親指でもんでもかまいません。

頭の
マッサージ
4

側頭部を温め、リラックス

目を閉じて両方の手のひらを側頭部の耳の上あたりにあて、頭皮をやや引き上げます。手の温《ぬく》もりを感じながらゆっくり30数え、最後に大きく深呼吸して、手を離します。

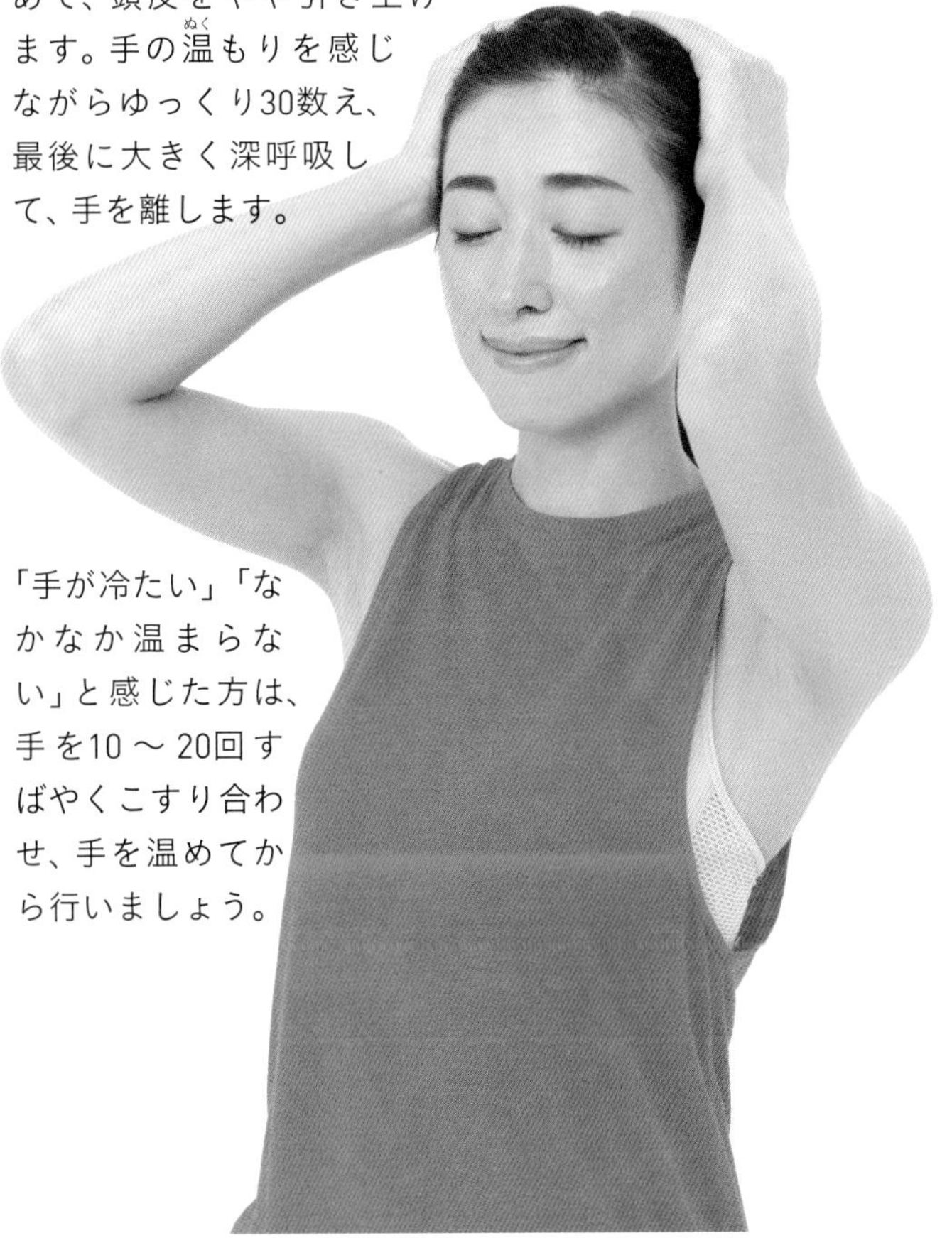

「手が冷たい」「なかなか温まらない」と感じた方は、手を10～20回すばやくこすり合わせ、手を温めてから行いましょう。

おさえたいツボ

頭には、重要なツボがたくさんあります。
頭のマッサージで、
これらのツボを簡単に刺激することができます。

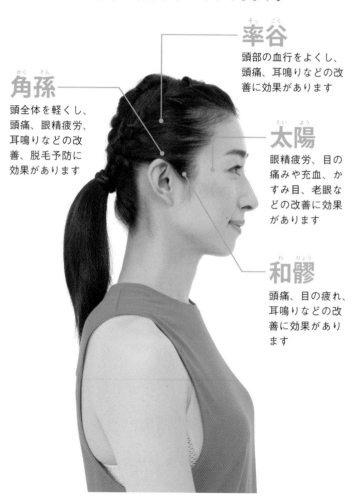

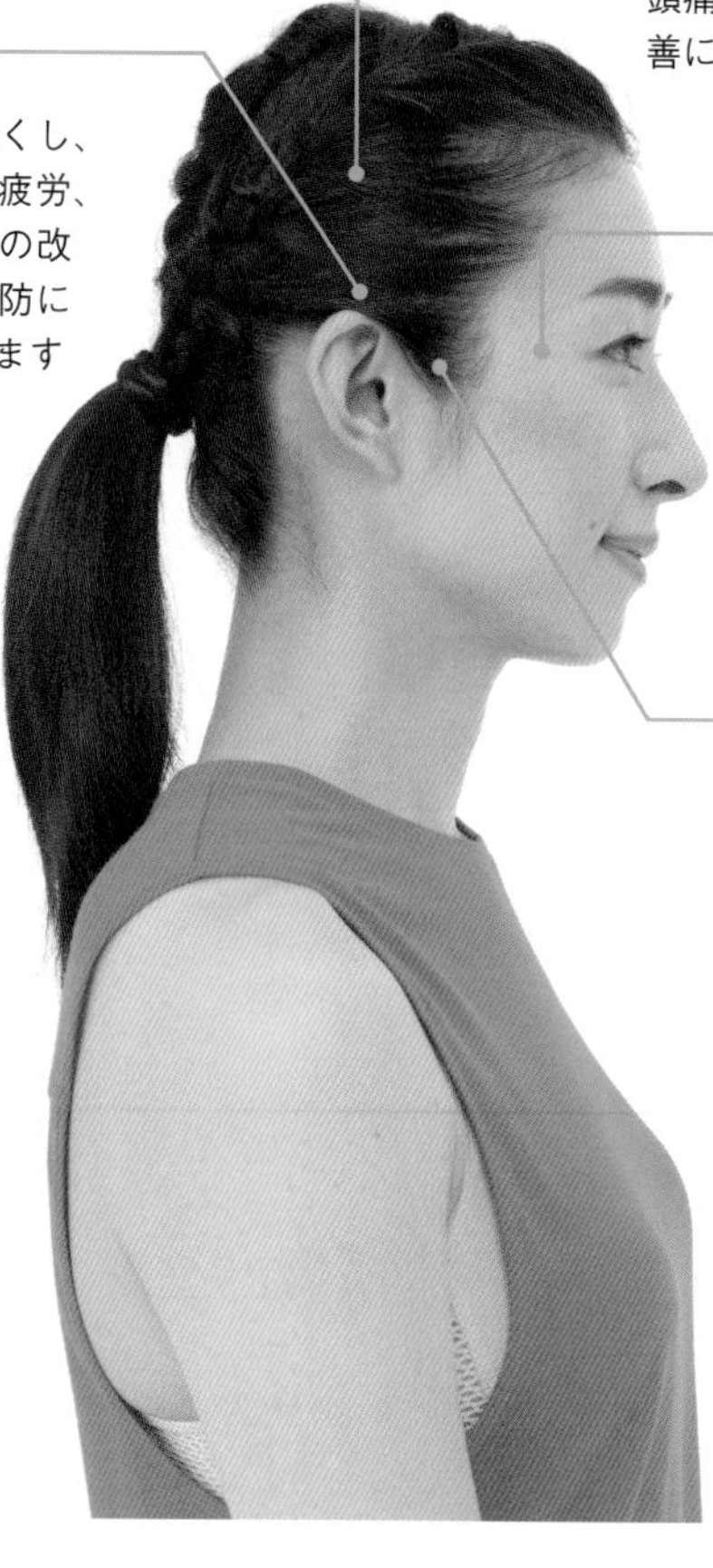

率《そっ》谷《こく》

頭部の血行をよくし、頭痛、耳鳴りなどの改善に効果があります

角《かく》孫《そん》

頭全体を軽くし、頭痛、眼精疲労、耳鳴りなどの改善、脱毛予防に効果があります

太《たい》陽《よう》

眼精疲労、目の痛みや充血、かすみ目、老眼などの改善に効果があります

和《わ》髎《りょう》

頭痛、目の疲れ、耳鳴りなどの改善に効果があります

頭のマッサージで

天柱《てんちゅう》

自律神経のバランスを整え、頭痛や精神的疲労、目の疲れや充血、鼻炎、肩や首のこりなどの改善、血圧の安定、脱毛予防に効果があります

瘂門《あもん》

頭痛、頭重《ずじゅう》感、首のこり、鼻水や鼻血、不眠症の改善などに効果があります

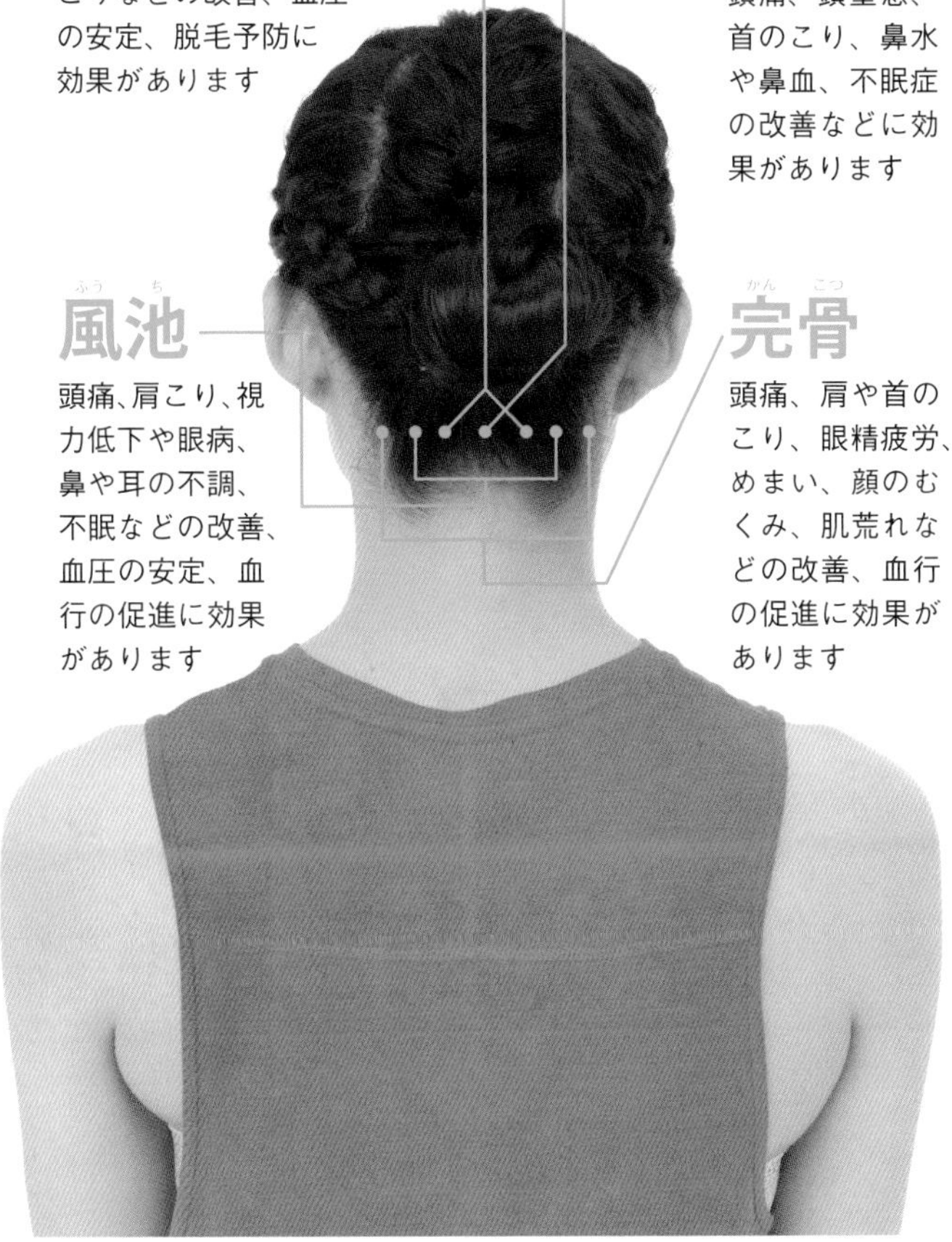

風池《ふうち》

頭痛、肩こり、視力低下や眼病、鼻や耳の不調、不眠などの改善、血圧の安定、血行の促進に効果があります

完骨《かんこつ》

頭痛、肩や首のこり、眼精疲労、めまい、顔のむくみ、肌荒れなどの改善、血行の促進に効果があります

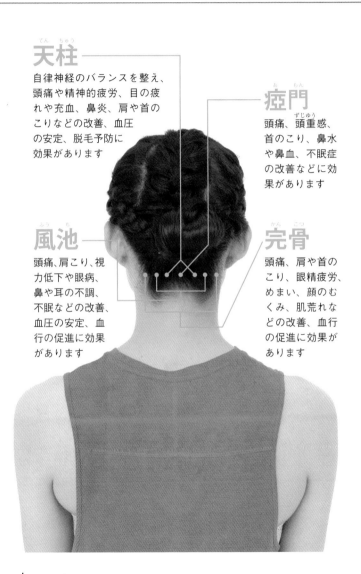

反響続々!!

[頭のマッサージ体験者の声]

「**寝つきが悪くて眠りが浅く**、最近、急激に顔もたるんできました。いろいろな快眠法を試してみたものの、なかなか効果が表れなかったのですが、頭のマッサージを始めてしばらく経つと、**すっと眠れるように。たるみも改善**されました」
（40代／女性／主婦）

「このところ、**血圧の高さ**が気になっていました。また、歳のせいか抜け毛もひどく、そういったことがストレスにもなっていました。そこで、頭のマッサージにチャレンジ。**血圧が安定し、抜け毛も少し治まった**ような気がします」（50代／男性／会社員）

「**糖尿病のため疲れやすく**、毎日1時間ほど昼寝をしていたのですが、頭のマッサージを始めてから、**体がラクに！**　昼寝の時間も半分になりました」

（60代／女性／主婦）


「**仕事のストレス**により、クヨクヨしがちだったのですが、頭のマッサージを続けているうちに、**気持ちが前向きに**。休日もアクティブに過ごせるようになりました。毎年悩まされていた**花粉症も、軽く**なった気がします」

（30代／男性／会社員）


「**肩こりや目の疲れ、頭痛**にずっと悩まされていました。マッサージに行ってもなかなか改善されなかったのですが、頭のマッサージのおかげですっかりよくなり、**仕事にも集中**できるようになりました」

（30代／女性／会社員）

頭のマッサージで頭のこりをとると、
頭や目がスッキリし、
さまざまな心身のトラブルの改善も期待できます。

このマッサージを、
ぜひ、みなさんやご家族の健康づくりに
お役立てください。

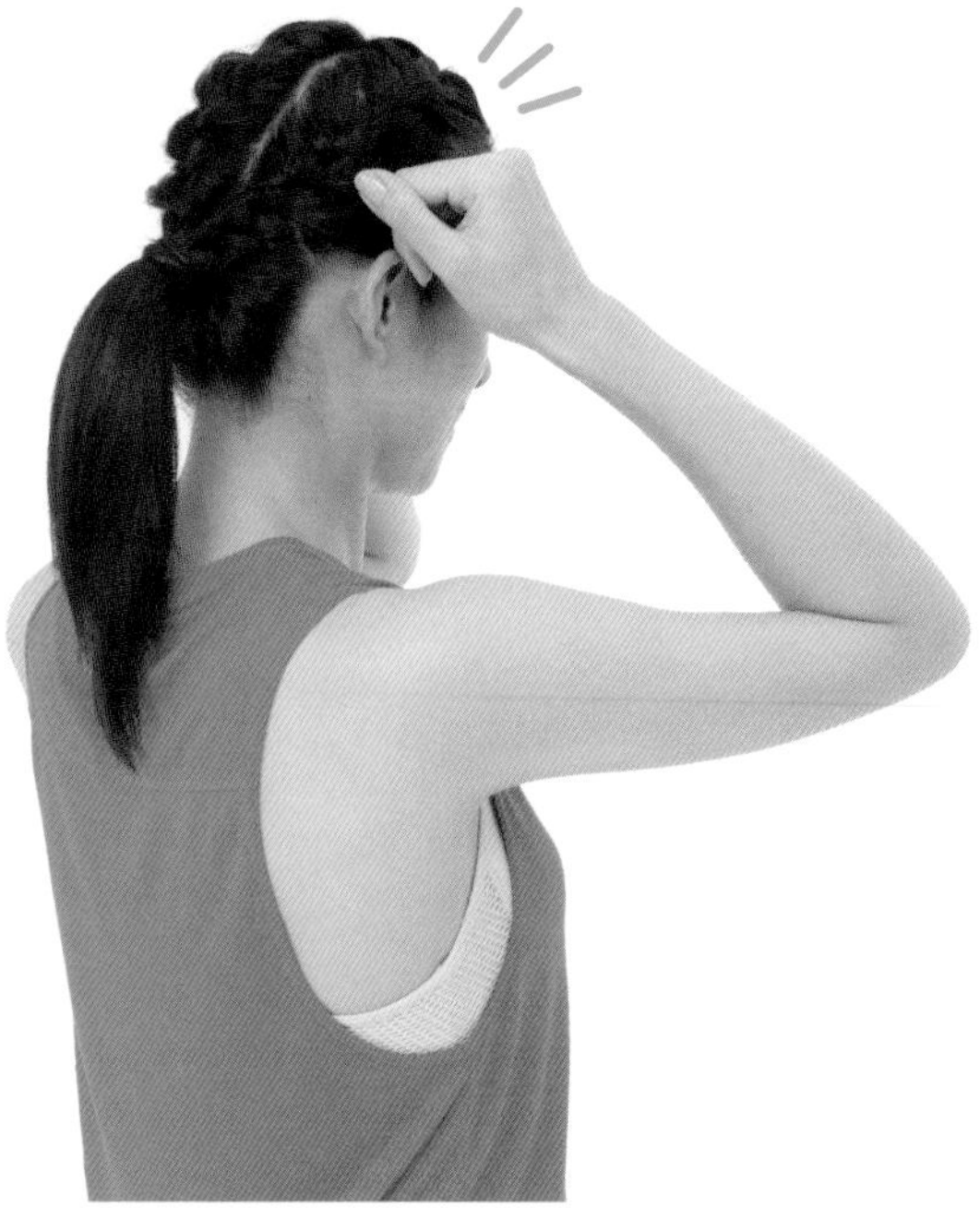

PART 2

頭痛、睡眠不足、体の不調、ストレスを解消！経営者、ビジネスマンが実践する究極のセルフケア

触ってチェック！「耳の上を押す」と痛くないですか？

頭皮を触るだけで、頭の筋肉の疲れ具合がわかる

寝てもとれない疲れの大きな原因の一つは、頭の筋肉の疲れであり、それは頭の「こり」に表れます。

こりとは、筋肉が硬直し、柔軟性を失った状態を指します。

筋肉を使いすぎる、長時間同じ姿勢をとる、精神的なストレスを受けるなど、緊張状態が続くと、筋肉は疲労し、硬くなります。

それが、こりです。

すでにお話ししたように、頭には「前頭筋」「側頭筋」「後頭筋」という3つの薄い筋肉があります。

体内のほかの筋肉同様、これらの筋肉が疲れて硬くなると、筋肉中や筋肉周辺の血

管や神経などが圧迫され、血液やリンパなどの流れが悪くなり、筋細胞に十分な栄養や酸素がスムーズに運ばれなくなったり、二酸化炭素や「疲労物質」と呼ばれる乳酸《にゅうさん》などの老廃物《ろうはいぶつ》が排出されにくくなり、たまっていったりします。

その結果、筋肉がますます疲労して硬くなる……という悪循環《あくじゅんかん》が起こります。

ご自身の頭を触《さわ》ってみてください。もし、

- 頭皮を指で押したとき、頭皮が動かなかったり、硬さを感じたりする
- 頭皮を2本の指でつまんだとき、うまくつまめなかったり、痛みを感じたりする
- 額の、髪の生《は》え際《ぎわ》を押した後、へこみが戻りにくかったり、指の跡が残ったりする

といった状態であれば、頭がこっている証拠です。

また、頭皮の色が黄色っぽいのは疲れやストレスがたまっている証拠、赤みがかっているのは血液の流れが悪い証拠、頭皮がブヨブヨしているのはリンパの流れが悪い

証拠、といえます。

頭の筋肉の疲れは、特に側頭筋のこりに表れやすい

頭の筋肉のうち、特にこりやすいのは、頭の両サイド、こめかみから耳の上の周辺にあり、あごの筋肉と連動している側頭筋です。

側頭筋は、ものを見るときにも、ものを食べるときにも酷使《こくし》され、疲れやすいからです。

さらに側頭筋には、食いしばりや歯ぎしりによる過大な負荷《ふか》もかかります。

何かに集中しているときやストレスを感じているとき、人は無意識のうちに、歯を食いしばったり歯ぎしりをしたりして、ストレスを発散しようとします。

その結果、側頭筋がこり、頭の筋肉の疲れがたまったり、頭痛や目の奥の痛みなどが生じたり、側頭部が張って、頭の幅が広がったりしてしまいます。

側頭筋がこって硬くなり、委縮《いしゅく》すると、さらに食いしばりや歯ぎしりがひどくなるという悪循環も起こります。


なお、食いしばりや歯ぎしりの癖《くせ》があると、首や肩がこる、歯周病《ししゅう》が進行する、歯が欠ける、顎《がく》関節症になる、といったことが起こりやすくなります。

眠っている間に食いしばりや歯ぎしりをしているということは、体が緊張状態にあるということでもあり、睡眠も浅くなりがちです。


もちろん、こるのは側頭筋だけではありません。

脳の前頭葉《ぜんとうよう》は、思考や意思などをつかさどっており、ものを考えたり、悩んだりすることが多い人は、前頭葉を酷使しているため、特に前頭筋がこりやすいといわれています。

「眉間《みけん》にシワが寄る」という表現がありますが、それはまさに、人が考えごとをするとき、前頭筋を使っている証《あか》しだといえるかもしれません。

一方、後頭葉《こうとうよう》は視覚情報の処理をしています。パソコンやスマホの使いすぎなどによって疲れやストレスを感じている人、肩や首がこりやすい人は、後頭筋もこりやすいといえるでしょう。

筋膜の萎縮や癒着も、頭のこりの原因になる

頭のこりには、筋膜の萎縮《いしゅく》や癒着《ゆちゃく》も関係しています。

筋膜とは、筋肉や内臓を覆っている薄い半透明の組織膜のことで、「浅筋膜《せんきんまく》」「深筋膜《しんきんまく》」「筋外膜《きんがいまく》」「筋周膜《きんしゅうまく》」「筋内膜《きんないまく》」といった種類があり、たとえば筋外膜は筋肉を包

み、深筋膜はウェットスーツのように全身の筋肉を包んでいます。筋膜は頭から足の先まで体全体に張り巡らされており、「第2の骨格」ともいわれています。

筋膜はコラーゲンでできており、水分が85％を占めています。そのため、本来は非常に柔らかいのですが、筋肉を使いすぎたり、筋肉が緊張し続けたり、長時間同じ姿勢をとり続けたり、体内の水分が不足したりすると、萎縮や癒着を起こし、筋肉や皮膚にくっついて硬くなります。

すると、筋肉が自由に動けなくなり、やはりこりや痛みが生じます。

特に、頭のてっぺん付近は、「帽状《ぼうじょう》腱膜《けんまく》」と呼ばれる筋膜だけが頭蓋骨《ずがいこつ》を覆っています。

この部分は筋肉がないため、老廃物がたまったり栄養不足に陥《おちい》ったりしがちで、むくみやこりが発生しやすいのです。

頭がこって硬くなった状態は、サイズの小さい帽子を無理やりかぶっているようなものです。

その状態のまま、どれほど睡眠や休息をとっても、疲れがとれるはずがありません。

寝てもとれない疲れを取り除くためには、頭のマッサージによって、側頭筋をはじめとする頭の筋肉のこりや筋膜の萎縮・癒着を解消する必要があるのです。

1回3分。毎日じゃなくてOK！これが究極のセルフケア

4ステップで頭のこりをもみほぐす、頭のマッサージ

頭のマッサージのやり方についてはPART1で説明しましたが、ここでは、頭のマッサージにどのような効果があるのか、具体的にお話ししましょう。

頭のマッサージは、

①耳の上のマッサージ
②こめかみのマッサージ
③後頭部のマッサージ
④側頭部を温め、リラックス

の４つのステップから成っています。

頭のマッサージの目的は、側頭筋をはじめとする頭の筋肉のこりや筋膜の萎縮・癒着を解消し、自律神経のバランスを整え、寝てもとれない疲れをとることにあります。ただ頭皮の表面をもむだけではあまり意味がないので、皮膚の下の筋肉や筋膜をもみほぐすつもりでマッサージをしていただければ、と思っています。

耳の上とこめかみのマッサージで、側頭筋のこりをほぐす

それでは、各ステップの意味や効果について、お話ししましょう。

まず、①耳の上のマッサージ。

これは、頭の筋肉の中でも特にこりやすい、**側頭筋をもみほぐす**ために行います。

マッサージするとき、おそらくほとんどの方が、この部分がこっていることを実感されるのではないかと思います。

耳の上のマッサージは、食いしばりや歯ぎしりの改善にもつながります。

また、この部分には、

- 頭全体を軽くし、頭痛、眼精《がんせい》疲労、耳鳴りなどの改善、脱毛予防に効果があるといわれている「角孫《かくそん》」
- 頭部の血行をよくし、頭痛、耳鳴りなどの改善に効果があるといわれている「率谷《そっこく》」

という、2つのツボがあります。

次に、②こめかみのマッサージ。

これは、側頭筋のうち、特に**目のまわりのこりをほぐす**ために行います。

パソコンやスマホの使いすぎによる目の疲れやストレスを感じている方は、このマッサージを行えば、目も気持ちもかなりスッキリするはずです。

なお、この部分には、

- 頭痛、目の疲れ、耳鳴りなどの改善に効果があるといわれている「和髎《わりょう》」
- 眼精疲労、目の痛みや充血、かすみ目、老眼などの改善に効果があるといわれている「太陽《たいよう》」

の2つのツボがあります。

マッサージ後の「温め」が、効果をいっそう高める！

そして、③後頭部のマッサージ。

これは、**後頭筋のこりをほぐす**ために行います。

この部分には、

- 自律神経のバランスを整え、頭痛や精神的疲労、目の疲れや充血、鼻炎、肩や首のこりなどの改善、血圧の安定、脱毛予防に効果があるといわれている「天柱《てんちゅう》」
- 頭痛、肩こり、視力低下や眼病、鼻や耳の不調、不眠などの改善、血圧の安定、血行の促進に効果があるといわれている「風池《ふうち》」

・頭痛、肩や首のこり、眼精疲労、めまい、顔のむくみ、肌荒れなどの改善、血行の促進に効果があるといわれている「完骨《かんこつ》」
・頭痛、頭重《ずじゅう》感、首のこり、鼻水や鼻血、不眠症の改善などに効果があるといわれている「瘂門《あもん》」

といったツボが集まっており、もみほぐすことで、ストレスの解消はもちろん、

・頭痛、頭重感
・肩や首のこり
・目や鼻、耳の不調
・不眠
・高血圧
・血行不良
・集中力ややる気の欠如

などが改善されると考えられます。

最後に、④側頭部を温め、リラックス。

実はこの④が、**頭のマッサージの、一番の肝《きも》だと言ってもいいかもしれません。**

ひと通りマッサージをしたあとで、目をつぶり、手を側頭部にあてて、頭皮をやや引き上げ、温めながらリラックスする。

それが、①〜③のマッサージの効果をより高め、筋肉や筋膜の緊張を緩《ゆる》め、頭の筋肉の疲れの解消につながります。

実際にやっていただければ、必ず効果を感じていただけると思います。

1回3分程度、気が向いたときにやるだけで、疲れがとれるマッサージ。

みなさん、ぜひ試してみてください。

緊張型頭痛には、筋肉の緊張が関係している

「たかが頭痛」ではない。慢性頭痛はこんなにつらい

頭の筋肉のこりや、筋膜の萎縮・癒着は、慢性頭痛の原因にもなります。

慢性頭痛とは、繰り返し起こる頭痛のことで、風邪や二日酔いなどによる一過性の頭痛や、くも膜下出血や脳出血などの病気によって引き起こされる頭痛とは異なります。

慢性頭痛に悩まされている人はかなり多く、**日本人の3～4人に1人は、「頭痛持ち」であるともいわれています。**

なお、慢性頭痛は、大きく「緊張型《きんちょうがた》頭痛」「片《へん》頭痛」「群発《ぐんぱつ》頭痛」の3つに分けられます。

このうち、緊張型頭痛は、年齢や性別に関係なく発症し、頭のまわりを締めつけられるような、鈍《にぶ》い痛みに襲われます。

ときどき発作が起こる「反復性緊張型頭痛」と、3か月以上にわたり、毎日のように発作が起こる「慢性緊張型頭痛」があり、肩や首のこり、眼精疲労《がんせいひろう》、吐き気、めまい、ふらつき、全身のだるさなどを伴うこともあります。

一方、片頭痛は、20〜40代の女性に多いといわれています。

頭の片側もしくは両側に脈打つようなズキズキとした痛みが生じ、吐き気がしたり、光や音、臭《にお》いなどに敏感になったり、といった症状を伴うこともあります。

発作は週に1〜2回とか、月に1〜2回といった具合に間欠的《かんけつ》に起こり、痛みは4時間から数日間続きます。

また、緊張型頭痛と片頭痛を併《あわ》せ持つ人もいます。

群発頭痛については、従来は20〜30代の男性が発症することが多いといわれていましたが、最近では幅広い世代の女性にも見られるようになっているそうです。

発作は、季節の変わり目などに1〜2か月間、群発的に起こり、片方の目の奥をえぐられるような痛みに襲われます。

痛みは明け方に起こることが多く、1〜2時間続き、目が充血する、涙や鼻水が出る、などの症状を伴うこともあります。

緊張型頭痛や片頭痛に比べ、患者数ははるかに少ないのですが、痛みの度合いは心《しん》筋梗塞《きんこうそく》、尿管結石《にょうかんけっせき》とともに「三大激痛」と称されるほど激しく、仕事を長期にわたって休んだり、辞めたりするケースも多いようです。

頭や首などの筋肉の緊張が、緊張型頭痛の原因となっている

慢性頭痛のうち、緊張型頭痛は、頭から背中にかけての筋肉が緊張することによっ

て起こるといわれています。

ねこ背の人や、長時間デスクワークをしている人は、どうしても頭や首、肩、背中などの筋肉に余計な負担がかかります。

すると筋肉が緊張し、筋肉中の血管が収縮して血行が悪くなり、乳酸などの老廃物が排出されにくくなって、筋肉中にたまっていきます。

それが神経を刺激し、痛みを引き起こすと考えられているのです。

姿勢の悪さだけでなく、**精神的なストレスもまた、緊張型頭痛を引き起こします。**

ストレスを感じている状態が長期間続くと、交感神経の作用により、やはり筋肉が緊張し、血行が悪くなるからです。

さらに、**ストレスが続くと、脳内の痛みを調整する機能が低下し、筋肉が緊張していなくても頭痛が起こる**ようになる、ともいわれています。

さまざまな原因が考えられる、片頭痛や群発頭痛

一方、片頭痛が起こる原因については、まだ完全に明らかになってはいません。ただ、深刻な悩みが解決したときや責任の重い仕事をやり終えたときなど、**大きなストレスから解放されたとたんに起こることが多い**ため、「ストレスによって長期間収縮していた血管が一気に広がり、その周囲に炎症が起きて、痛みが発生するのではないか」とも考えられています。

寝すぎや寝不足、低血糖、疲労、女性ホルモン（エストロゲン）の分泌量の変化、急激な気候や気圧の変化、特定の食品(アルコールやチーズ、亜硝酸《あしょうさん》ナトリウムなど)がきっかけとなって、片頭痛が起こることもあるようです。

なお、「頭痛が治らないから」と頭痛薬を飲みすぎるのは逆効果です。

頭痛薬には体を冷やす作用があります。

実は、「冷え」も片頭痛の原因の一つだと考えられており、頭痛薬を飲むことで、かえって痛みがひどくなるケースも多いのです。

群発頭痛の原因についても、まだ明らかにされていませんが、「目の後ろを通っている血管（内頸動脈《ないけいどうみゃく》）が広がり、その周辺に炎症が起きて、痛みが発生するのではないか」と考えられています。

また、**喫煙や飲酒、気圧の変化、そしてストレスなどが、群発頭痛が起こるきっか**けになっているのではないか、ともいわれています。

頭のマッサージで、慢性頭痛や緊張型頭痛を遠ざける

慢性頭痛に関しては、まだ解明されていないことが多く、頭痛の種類によって、予防や治療の方法は異なりますが、緊張型頭痛の人の場合は、必ず頭の筋肉がこっており、それがさらにストレスとなって、頭痛を悪化させているはずです。

厄介《やっかい》な頭痛を遠ざけるために、

- できるだけ正しい姿勢を保ち、長時間、同じ姿勢をとり続けないようにする
- 適度な運動や入浴により、体を温め、ほぐす

といったことを心がけつつ、頭のマッサージで頭の筋肉や筋膜を緩めましょう。

ただし、頭のマッサージをしても、あるいは頭痛薬を飲んでも痛みがとれない場合は、できれば頭痛外来を受診してみてください。

神マッサージは、自律神経のバランスも整える

交感神経の優位な状態が続くと、心身の疲れがたまっていく

頭のマッサージには、側頭筋《そくとうきん》をはじめとする頭の筋肉のこりや筋膜の萎縮・癒着を解消するだけでなく、自律《じりつ》神経のバランスを整える効果もあります。

ここで、自律神経が頭の疲れとどのように関わっているか、あらためてお話ししておきましょう。

すでにお話ししたように、自律神経は、意思とは関係なく勝手に働いている神経であり、心身を緊張させ、活動に適した状態にする「交感《こうかん》神経」と、心身をリラックスさせ、睡眠や休息をとりやすくする「副交感《ふくこうかん》神経」によって成り立っています。

両者はシーソーのようにバランスをとることにより、生命を維持するために必要な胃腸の働き、心臓の動き、代謝《たいしゃ》、体温の調節などを行っているのですが、どちらかが極端に優位になりすぎると、心身にさまざまな不具合が生じます。

たとえば、プレッシャーや恐怖を感じたり、悩みを抱えたりすると、交感神経が優位になり、体内にノルアドレナリンやアドレナリンといった神経伝達物質が分泌《ぶんぴ》されます。

これらは、基本的には血糖値・心拍《しんぱく》数・呼吸数・体温を上げる、皮膚や粘膜などの血管を収縮させる、発汗を促す、瞳孔《どうこう》を拡大させる、消化機能を低下させる、抗ストレスホルモンを分泌する、といった働きをし、また、筋肉や神経を緊張させます。

こうした反応が起こるのは、体を活性化させるためです。

敵に襲われ、生命の危険に遭遇《そうぐう》したとき、生き物は敵と戦うか逃げるか、どちらかを選ばなければなりません。

郵 便 は が き

切手を
お貼りください

105-0003

（受取人）
東京都港区西新橋2-23-1
3東洋海事ビル
（株）アスコム

寝てもとれない疲れをとる
神マッサージ

読者　係

本書をお買いあげ頂き、誠にありがとうございました。お手数ですが、今後の出版の参考のため各項目にご記入のうえ、弊社までご返送ください。

お名前	男・女	才
ご住所　〒		
Tel	E-mail	
この本の満足度は何％ですか？		％
今後、著者や新刊に関する情報、新企画へのアンケート、セミナーのご案内などを郵送またはeメールにて送付させていただいてもよろしいでしょうか？ □はい　□いいえ		

返送いただいた方の中から**抽選で5名**の方に
図書カード5000円分をプレゼントさせていただきます。

当選の発表はプレゼント商品の発送をもって代えさせていただきます。
※ご記入いただいた個人情報はプレゼントの発送以外に利用することはありません。
※本書へのご意見・ご感想およびその要旨に関しては、本書の広告などに文面を掲載させていただく場合がございます。

●本書へのご意見・ご感想をお聞かせください。

ご協力ありがとうございました。

とっさに判断し対応するためには、頭や体の働きを活性化させる必要があります。そこで、生き物の体は、ストレスを感じると、消化機能などの働きを抑え、その分、脳や心臓、肺、筋肉に、いつもより多くの血液、糖分、酸素などを送り込むようにできているのです。

通常は、ストレスを感じて交感神経が優位になっても、その後、気持ちを安定させる神経伝達物質の「セロトニン」が分泌され、反応は徐々に収まっていきます。

ところが、長期にわたって強いストレスを感じたり、あるいは不規則な生活を送ったりすると、副交感神経への切り替えがうまくいかず、交感神経の優位な状態が続いてしまいます。

すると、寝ている間も心身の緊張状態が続き、頭の筋肉のこりもほぐれないため、疲れがどんどんたまっていくのです。

睡眠をとりすぎても、だるさや頭痛が生じることがある

しかし一方で、副交感神経が優位になりすぎても、疲れはとれにくくなります。
たとえば、みなさんは、次のような経験をしたことはありませんか？

「休みの日に長時間寝たら、疲れがとれないどころか、だるくなったり、一度目が覚めても、すぐにまた眠くなったり、頭が痛くなったりする」
「仕事が暇《ひま》な時期に、毎日何時間も寝ていたら、かえって疲れやすくなった」

これらはいずれも、副交感神経が優位になりすぎたために起こる現象です。
本来、交感神経が優位でなければならない昼間の時間帯に、心身が過度にリラックスモードになるため、だるさや眠気が生じてしまうのです。

また、副交感神経が優位になると、血管が拡張します。交感神経の優位な状態が続くと、頭の筋肉が硬くなると同時に血管も収縮しますが、頭のこりが十分にほぐれないまま、長時間の睡眠をとり、副交感神経が優位になると、今度は硬い筋肉の中で、血管が無理やり広がろうとします。

寝すぎた後、頭が痛くなることがあるのは、そのためです。

さらに、寝ている間、人は同じ姿勢をとり続けることが多いため、長く睡眠をとればとるほど、腰や肩など、特定の部位に負担がかかります。

すると、その周辺の血流が悪くなり、疲労物質がたまるため、目が覚めたときに疲れを感じることがあります。

このように、交感神経が優位になりすぎても、副交感神経が優位になりすぎても、頭は疲れてしまいます。

頭のマッサージで、自律神経のバランスを整えるツボに、しっかり刺激を与えましょう。

最高のパフォーマンスを発揮するために、睡眠の質を高めよう

睡眠不足で、頭の疲れはさらに悪化する

さて、「寝ても疲れがとれない」という人の中には、そもそも慢性的な睡眠不足に陥っている人、睡眠の質が悪い人もいるかもしれませんね。

睡眠に関する悩みを抱えている現代人は少なくありません。

厚生労働省が２０１４年に行った「国民健康・栄養調査」によると、20歳以上で「（調査日前の）１か月間に、睡眠で休養が十分にとれていない」と感じている人の割合は20％だったそうです。

なお、睡眠不足や睡眠の質の低下の大きな原因となるのも、自律神経の乱れです。

睡眠には、さまざまなホルモンが関わっています。

たとえば、脳の松果体《しょうかたい》でつくられるメラトニンというホルモンには、人を自然な眠りに誘《いざな》う働きがあり、「睡眠ホルモン」と呼ばれています。

一方、脳では日中、気持ちを安定させ、自律神経のバランスを整える働きがあるセロトニンがつくられており、メラトニンの量はセロトニンの量に比例するといわれています。

そして、不規則な生活や過剰なストレスは、セロトニンの分泌を大きく妨げます。

本来、睡眠時には副交感神経が優位になり、心身をリラックスさせるはずなのですが、何らかの原因でセロトニンが十分に分泌されないと、メラトニンの分泌が減り、夜になっても交感神経の優位な状態が続き、眠れなくなってしまうのです。

言うまでもなく、人が健康に生きていくうえで、睡眠はとても重要です。

眠っている間に、体内では、古くなった細胞や傷ついた細胞が修復されたり、物質の代謝が促されたり、赤血球や白血球、リンパ液などが生産されたりします。

ところが、睡眠が足りないと、全身の筋肉や内臓や細胞のダメージが修復されないため、慢性疲労の状態が続いてしまいます。

つまり、交感神経が優位になりすぎると、緊張状態が続き、ただでさえ疲れがたまりやすいうえ、睡眠が十分にとれず、その疲れが解消されにくいという悪循環に陥ってしまうわけです。

睡眠不足は記憶力を低下させ、さまざまな病気のリスクを高める

ほかにも、睡眠不足は心身にさまざまな悪影響をもたらします。

たとえば、心臓や脳は眠っている間に活動のペースを落とし、休息をとりますが、睡眠が足りないと、フルパワーで働き続けなければならず、疲れてしまいます。

特に大脳は睡眠不足に弱く、十分な睡眠がとれない状態が続くと、大脳の細胞は損傷を受けます。

脳細胞の再生も睡眠中に行われるため、睡眠不足が続くと、破壊された脳細胞はいつまでたっても修復されず、やがて死滅してしまいます。

しかも脳は、睡眠中に、日中に起こった出来事や学んだことを整理し、必要な情報を記憶として定着させるといわれています。

睡眠不足は、記憶力や認知能力を低下させてしまうのです。

さらに、睡眠が足りないと、がんや心疾患、脳血管疾患などにかかるリスクも高まります。

がん細胞などを排除する免疫細胞は、副交感神経が優位なとき、つまりリラックスしているときや眠っているときに、もっとも活発に働くからです。

そして、傷ついた血管が修復されるのも、眠っている間です。

睡眠不足が続くと血管はどんどんボロボロになり、動脈硬化が進んでしまうのです。

心身がゆっくり休めないと、うつ病などが引き起こされることもあるでしょう。

美容においても、もちろん睡眠は大事です。

まず、睡眠不足は、肌の状態を大きく悪化させます。

代謝を促し、細胞の結合を促す働きがある成長ホルモンは、眠りに入って最初の3時間に多く分泌され、睡眠中に体のすみずみへと運ばれます。

そのため、睡眠が不足すると、肌の新陳代謝がスムーズに行われず、古い角質が残りやすくなったり、傷などが治りにくくなったりします。

その結果、くすみやしわ、しみ、吹き出物が出やすくなり、保水力が衰え、肌が乾燥しやすくなってしまうのです。

また、睡眠不足は過食を招きがちです。

人が満腹感を覚えたときや熟睡しているときには、脂肪細胞から「レプチン」(食欲抑制ホルモン)が分泌され、空腹時や眠りが浅いときには、胃から「グレリン」(食欲増進ホルモン)が分泌されます。

食欲は、この2つのホルモンによってコントロールされているのですが、睡眠時間が短いと、レプチンが減り、グレリンが多く分泌されるようになります。

そのため、なかなか満腹感を覚えられず、つい食べすぎてしまうのです。

このように、睡眠不足、睡眠の質の低下が心身に与えるダメージは計り知れません。睡眠に関する悩みを抱えている方は、「規則正しい生活を送る」「眠る前にゆっくり入浴するなどして、心身をリラックスさせる」「眠る前にスマホ、パソコン、テレビを見たり、カフェインをとったり、タバコを吸ったりしない」といったことに加え、ぜひ眠る前に頭のマッサージをやってみてください。

頭の筋肉のこりをほぐし、かつ自律神経のバランスを整え、リラックスして眠ることができれば、睡眠の質が高くなり、疲れもとれやすくなるはずです。

PART 3

神マッサージで体がラクになった！ぐっすり眠れて疲れがとれた！体験談

EXPERIENCE

60代／女性／主婦

頭のマッサージで寝つきがよくなり、メニエール病も改善！

歳をとってから、健康面で不安を覚えることが多くなり、それが私にとってはストレスになっていました。

特につらいのが、夜、ゆっくり寝られないこと。

もともと冷えやすく、布団に入っても手足が冷えて寝つきが悪かったのですが、加齢によるものなのか、それがますますひどくなり、夜も頻繁《ひんぱん》に目が覚めてしまいます。

また、あるときからめまいの発作がしばしば起こるようになり、病院に行ったところ、**メニエール病と診断されました。**

そんな折、以前から寺林先生の施術《せじゅつ》を受けていた娘から、寺林先生の治療院に行ってみてはどうかと勧められました。

今までマッサージを受けたことはなかったのですが、「少しでもよくなれば」と思い、伺ってみたところ、先生は私の頭を触り「かなりこってますね」とおっしゃいました。

それから頭のマッサージをしていただいたのですが、まず**頭の中がスッキリして、気分がよくなりました**。

その後、寺林先生から教わった頭のマッサージを毎日やり続けたところ、冷えがやわらぎ、夜の寝つきもよくなりました。

さらに、**めまいの発作もまったく起きなくなった**のです。

おかげさまで、ストレスのない、快適な毎日を過ごせるようになり、寺林先生には本当に感謝しています。

EXPERIENCE

40代／男性／会社員

多忙によるストレスで、体のあちこちに表れていた不調が改善！

1年前に新規事業の立ち上げに関わることになり、急激に忙しくなりました。ゆっくり食事をとる暇もなく、また通勤に往復2時間以上かかるので、夜もゆっくり風呂に入ったり、眠ったりする余裕がありません。休日出勤もたびたびあり、疲れがとれない日々が続いていました。

多忙な日々は半年ほどでピークを過ぎ、少し時間に余裕ができるようになったのですが、**肩こりや目の疲れなど、ストレスの多かった時期に始まった体の不調が、なかなか改善されません。**

さらに、会社の健康診断では、**血圧がかなり高くなっていて、**ショックを受けました。

そこで、久しぶりに寺林先生の治療を受けました。

多忙だったころは、なかなか時間的に余裕がなくて、伺うことができなかったのです。

以前も、先生には毎回、頭のマッサージをしていただいていたのですが、久々にやってもらうと、目の前が急に明るくなったような感じがありました。

先生いわく、「**仕事が落ち着いても、頭の筋肉が緊張したままで、それがストレスになっているんですね**」とのこと。

最近は毎日、頭のマッサージをやっているのですが、**体の不調がかなり改善され、血圧の数値も安定**しています。

EXPERIENCE

30代／女性／ショップ店員

頭のマッサージで、頑固だった頭痛や腰痛がやわらいだ！

私はずっと、**慢性的な頭痛に悩まされていました。**
頭を締めつけられるような痛みや吐き気、めまいに襲われ、バックヤードで休ませてもらうこともしばしば。

また、立ち仕事が多いせいか、腰痛もひどく、よくマッサージに行って腰をもんでもらっていたのですが、なかなか改善する気配がありません。

あるとき、本で寺林先生の治療院のことを知り、興味を惹《ひ》かれて行ってみることに。

頭痛や腰痛の話をすると、先生は「頭がこっているせいかもしれませんね」とおっしゃいました。

「頭痛はともかく、なぜ腰痛と頭が関係するのだろう」と思いながらも、その日は全身のマッサージと、頭のマッサージを受けました。

施術後、先生から頭のマッサージの方法を教わりました。

「そんなに大変じゃないし、これで頭痛や腰痛が治ればもうけもの」くらいの気持ちで、半信半疑のまま、毎日続けたところ、びっくりしました。

頭のこりを感じなくなってしばらく経ったころに、あんなに**頑固だった頭痛や腰痛がかなりやわらいだ**のです。

先生がおっしゃるには、**頭痛も腰痛もストレスからきている**のだろう、とのこと。

たしかに、仕事でストレスを抱えることが多いため、それが体の不調につながっていたのかもしれません。

今後も頭のマッサージで、頭のこりをこまめにほぐしていこうと思います。

リモートワークの不調、マスク頭痛などにも効果的！
と声が寄せられています

・リモートワークになり、オンオフの切り替えがうまくできないのが悩みの種でした。ところが、寝る前の神マッサージのおかげで神経の緊張が緩み、リラックスできるように。頭がスッキリして、仕事も捗るようになりました。（40歳 男性）

・マスクをしていると頭が痛くなるのは、耳にかけるゴムで側頭筋が圧迫されているためだと寺林先生から教えてもらい、マッサージをするように。最初のうちは耳の上をもむと、痛くて悲鳴が上がるほどでした。お風呂場で温めながらマッサージをすると、側頭筋がほぐれ、とてもリラックスできます。こりがとれたせいか、長時間マスクをつけていても痛みが出にくくなりました。（36歳 女性）

・仕事柄いろいろな人と話さなければならず、ストレスから食いしばりがひどく、側頭部が痛かったのですが、マッサージのおかげでやわらぎました。（32歳 女性）

・目の疲れや鼻水、鼻づまりが楽になり、仕事に集中できるようになりました。（26歳 女性）

PART 4

ストレスが、
寝てもとれない
疲れをもたらす

日本人の多くが陥っている、悪循環の正体

日本人の5～7割が、ストレスを抱えながら生きている

寝てもとれない疲れをもたらす、頭の筋肉のこりや自律神経の乱れ。
生活習慣の乱れ、姿勢の悪さなど、その原因はいろいろと考えられますが、中でも特に問題なのは、やはり「ストレス」だといえるでしょう。

「現代日本はストレス社会である」と、よくいわれます。
昔に比べて世の中は便利になりましたが、「忙しすぎて、心身をゆっくり休める暇がない」という人、「日々、膨大な量の情報を処理しなければならず、疲れてしまう」という人は、少なくないでしょう。

厚生労働省が2019年に、12歳以上を対象に行った「国民生活基礎調査」による

と、「悩みやストレスがありますか？」という質問に対し、47・9％の人が「ある」と答えています。

また、2020年に行われた別の調査（博報堂生活総研「生活定点調査」）では、「ストレスを感じますか？」という質問に対し、実に72・0％もの人が「感じる」と答えたそうです。

つまり、日本人の5〜7割が、何らかのストレスを抱えながら生きていることになります。

ストレスは私たちにとって身近な存在であり、この社会の中に生きている限り、多くの人は、ストレスと無関係ではいられないのです。

なお、ストレスの主な原因（ストレス源）としては、

- 人間関係の悩み（家族・友人・職場の同僚や上司・近所の人と仲が悪い、価値観や考え方が合わない、子どもが言うことをきかない、など）

- 仕事や勉強に関する悩み（プレッシャーやノルマがきつい、職場環境や労働条件が悪い、やる気が出ない、集中力がない、通勤・通学がつらい、など）
- お金に関する悩み（収入が上がらない、出費が増える、借金を抱えている、など）
- 自分や家族の将来に関する悩み、介護疲れ
- 病気、けがなどによる体の不調や睡眠不足
- パソコンやスマホの見すぎ、使いすぎによる目や脳の疲れ
- 離婚、引っ越し、大事な人との別れなど、大きな環境の変化
- 気温の変化、騒音、悪臭、ウイルス、花粉などによって心身が受けるダメージ

などが挙げられますが、実は嬉しい出来事によってストレスが生じることもあります。

たとえば、結婚や出産、進学など、本来嬉しいはずの出来事も、変化＝刺激であり、ときにはストレスをもたらし、心身を不安定にすることがあるのです。

適度なストレスは、心身にとってプラスに働く

嬉しい出来事から生じたものであれ、嫌な出来事から生じたものであれ、ストレスが人間にとってプラスに働くこともあります。

たとえば、「締め切りやノルマがある」「大事な仕事を任された」「どうしても負けたくないライバルがいる」といった刺激は、ときに人のモチベーションや集中力をアップさせたり、希望やワクワク感、達成感、満足感をもたらしたりします。

身体的にも、筋肉は、適度な負荷や刺激をかけ続けることで発達していきますし、温度変化という刺激を受け続けることで、体温調節の機能も正常に働きます。

ストレスを感じると、脳下《のうか》垂体《すいたい》という部位から、オキシトシンが分泌されるともい

われています。

オキシトシンは「愛情ホルモン」「幸せホルモン」とも呼ばれ、不安感や恐怖心を抑えて安らぎをもたらしたり、他者との交流を求める気持ちや信頼感を高めたり、細胞分裂を促して傷を治したりする作用があります。

親しい人との会話やスキンシップの際に分泌されることが多いのですが、ストレスを受けたときにも分泌され、ストレスから心身を守る働きをするのです。

「適度なストレスは脳の働きを活性化させ、記憶力を向上させる」「自発性や『立ち直る力』を養う」ともいわれています。

まったくストレスがなかったら、人は心身ともに、どんどん弱くなってしまうでしょう。

人によってストレスへの耐性は異なりますが、それほど無理せずとも耐えられる「適度」なストレスは、私たちにとって必要不可欠なものでもあるのです。

「ストレス↓頭の疲れ・頭痛・不眠↓さらなるストレス」という悪循環

ただし、あまりにも大きなショックを受けたり、ストレス状態が長く続いたりすると、心身にマイナスの作用が表れます。

とても達成できないようなノルマを課されたり、ライバルに負け続けたり、休みもとれない多忙な状態が続いたりすれば、人はやる気を失ったり、落ち込んだりしてしまうでしょう。

また、すでにお話ししたように、ストレスを受けると、交感神経が優位になり、血糖値・心拍数・呼吸数・体温が上がる、皮膚や粘膜などの血管が収縮する、発汗を促す、消化機能が低下する、抗ストレスホルモンが分泌される、といったことが起こるほか、筋肉や神経が緊張し、硬くなります。

頭の筋肉も、当然のことながら硬くなり、頭が筋肉によって締めつけられます。


その状態が続き、交感神経から副交感神経への切り替えがうまくいかなくなると、心身がリラックスできなくなり、さまざまな不調が表れます。

頭痛がひどくなったり、疲れがたまったり、眠ることが難しくなったりすることもあるでしょう。

そして、頭痛や頭の疲れ、不眠などがさらなるストレスの原因となり、より心身の調子が悪くなる……という悪循環にも陥りかねません。


では、過剰なストレスや寝てもとれない疲れが、具体的にはどのような不調を体にもたらすのか、もう少し詳しく見てみましょう。

胃腸の不調、食欲不振、便秘……。ストレスの影響は大きい

抗ストレスホルモン・コルチゾールが、食欲不振を引き起こす

胃腸は、ストレスによるダメージを受けやすい臓器です。

たとえば、食欲不振。

「大きな悩みごとや心配ごとがあって、食事がのどを通らない」という経験をしたことがある人は少なくないでしょう。

ストレスを受け、交感神経が優位になると、体はストレスと闘うため、脳や心臓、肺、筋肉などに、いつもより多くの血液、糖分、酸素などを送り込みます。

その分、**胃や腸などに送られる血液などが減って消化機能が低下し、食べたものを**

きちんと消化できなくなったり、食欲を失ったり、といったことが起こるのです。

また、人間の食欲は、脳の視床下部《ししょうかぶ》にある「摂食中枢《せっしょくちゅうすう》」と「満腹中枢」によってコントロールされています。

体がエネルギー不足に陥ると、摂食中枢が刺激され、人は空腹感を覚えます。

逆に食事をとり、血液中のブドウ糖が増えると、満腹中枢が刺激され、人は満腹感を覚えます。

ところが、ストレスを感じたときに分泌される抗ストレスホルモンのコルチゾールには、筋肉を分解し、ブドウ糖をつくる働きがあります。

そのため、**ストレスがかかると、食事をしていなくても血糖値が上昇して、満腹中枢が「エネルギーが補給された」と錯覚し、「何も食べたくない」「食べ物がのどを通らない」という気持ちになってしまう**のです。

胃の病気は、自律神経の乱れから生じる

よく「ストレスで胃が痛くなる」という言葉を耳にしますが、ストレスはときに、胃に深刻なダメージを与えます。

ストレスがもたらす胃の病気には、「急性胃炎」「慢性胃炎」「神経性胃炎」「急性胃《い》潰瘍《かいよう》」などがあり、これらはいずれも自律神経の乱れによって生じます。

私たちが食事をとると、通常は体がリラックス状態になり、胃や腸での消化を促す副交感神経が優位になって、適度な量の胃酸が分泌されます。

胃酸には、食べ物と一緒に入ってきた細菌などを殺す働きもあり、酸性度が高いため、このとき、胃の粘膜を守る粘液も分泌されます。

副交感神経が優位なときは血流もよく、この粘液が十分にいきわたります。

しかし、**過剰なストレスによって交感神経が優位な状態が続くと、胃の血管が収縮して血流が悪くなり、粘液の分泌量が減少します。**

すると、胃の粘膜が胃酸にさらされ、傷ついてしまいます。

逆に、交感神経が優位な状態が続いた後、高ぶった交感神経を抑えるために、反動で副交感神経が働きすぎてしまい、胃酸が過剰に分泌されて、胃の粘膜を傷つけることもあります。

こうして胃の粘膜が傷つくと、炎症が起き、急性胃炎や慢性胃炎が発生するのです。

なお、神経性胃炎は、自律神経の乱れによって胃の働きがコントロールできなくなり、蠕動《ぜんどう》運動（食べたものを運ぶ働き）が正常に行われなくなったり、胃酸が過剰に分泌されたりするもので、胃が痛む、胃がもたれる、胸やけがする、食欲が低下する、といった症状が起こります。

急性胃潰瘍も、やはり自律神経の乱れによって胃酸が過剰に分泌され、胃の粘膜が傷ついて、表面がただれたり、穴があいてしまったりするもので、悪化すると、激しい痛みや出血などの症状が表れることもあります。

ストレスの影響を受けやすい腸は、「第2の脳」「考える器官」

ストレスは、腸にもダメージを与えます。

「第2の脳」「考える器官」といわれる腸は、多くの神経や血管が集まるデリケートな臓器です。

しかも、脳と腸には「脳腸相関」と呼ばれる密接な結びつきがあると考えられており、それだけ腸はストレスの影響を受けやすいといえるでしょう。

ストレスによる腸の病気として、よく知られているのが、「過敏性腸症候群《かびんせいちょうしょうこうぐん》」です。

これは、腸自体には炎症や潰瘍などの異常がないのに、腹痛を伴った下痢や便秘が慢性的に繰り返されるというもので、下痢型、便秘型、下痢と便秘が交互に起こる交替型などのタイプがあり、痛みの程度もさまざまです。

では、なぜ下痢や便秘が起こるのでしょう?

私たちが食べたものは、胃などで消化された後、腸へ運ばれ、栄養分については小腸で吸収され、残りかすは大腸へ進みます。

この残りかすには多くの水分が含まれていますが、通常は大腸でゆっくりと水分が吸収され、最終的に、適度な硬さの便となって、排泄《はいせつ》されます。

こうした腸の動きは、自律神経によってコントロールされています。

しかし、**ストレスを受けて自律神経のバランスが崩れると、腸内の水分調整がうまくいかなくなったり、便を送り出す腸の蠕動運動が過剰になったり停滞したりします。**

その結果、水分量の多い便が排泄されたり、逆に水分が吸収されすぎてしまい、便が排泄されにくくなったりするのです。

ノルアドレナリンやセロトニンがストレス性の下痢を引き起こす？

なお、自律神経の乱れだけでなく、**ストレスを受けたときに分泌される神経伝達物質も、過敏性腸症候群に関わっている**といわれています。

ストレスによって交感神経が優位になると、ドーパミンとノルアドレナリン、そしてセロトニンが活発に分泌されます。

ノルアドレナリンには大腸菌を増殖させる作用があるのですが、小腸はこれを異物と見なし、体外へ排出しようと激しく動きます。

その結果、十分に消化されないまま、食べ物のカスが大腸に運ばれ、下痢の原因になると考えられているのです。

また、体内のセロトニンの9割以上は腸にあり、腸内のセロトニンは、腸の蠕動運動に作用しているといわれています。

ストレスを感じると、腸内セロトニンが多く分泌されて、蠕動運動が過剰に活発になります。

すると、水分が十分に吸収されないまま便が排泄され、これもやはり下痢の原因となるわけです。

一度、ストレス性の下痢や便秘になると、「また下痢になってしまうのではないだろうか」「また便が出ないのではないだろうか」といった不安が起こり、それがさらなるストレスとなってしまいがちです。

その結果、下痢や便秘が慢性化したり、悪化したりすることも少なくありません。

パソコン、スマホだけじゃない。目の疲れも側頭筋が原因

首や肩、腰などの痛みも、ストレスから

みなさんの中に、首や肩、腰などの痛みを感じている人はいらっしゃいませんか？

こうした痛みの中には、背骨・骨盤のゆがみや姿勢の悪さが原因となっているもの、心臓や腎臓、すい臓など、内臓の病気から生じるものもありますが、**ストレスや頭の疲れからきているものも少なくありません。**

ストレスを受けて交感神経が優位になると、筋肉や神経が緊張し、血管が収縮しますが、特に首や肩、腰のあたりは血液の流れが滞《とどこお》りやすく、細胞に十分な酸素や栄養がいきわたらなくなったり、乳酸などの老廃物がうまく排出されず、たまったりします。

そのため、筋肉はどんどん疲労し、硬くなり、こりや痛みを生じるようになるのです。

また、**硬くなった筋肉や、栄養不足によって炎症を起こした細胞が、首や肩、腰などの神経を刺激し、痛みやしびれが起こる**こともあります。

ストレスが一時的なものであれば、やがて副交感神経が優位になり、リラックス状態が訪れますが、ストレスが続き、十分な睡眠や休息をとれないと、こりや疲労が蓄積し、痛みが慢性化してしまうのです。

ストレスと関わりが深い眼精疲労

ほかに、疲れ目（眼精疲労）も、ストレスと関わりの深い症状です。

眼精疲労の主な原因としては、

・パソコンやスマホの使いすぎなどによる、目の酷使
・近視や乱視、老眼、眼鏡やコンタクトレンズによる矯正《きょうせい》不良
・ドライアイ、緑内障《りょくないしょう》など、目の病気
・風邪、更年期《こうねんき》障害など、疾病《しっぺい》の影響

などがありますが、近年、ストレスによる眼精疲労も増えているといわれています。

ストレスを受け、交感神経が優位になると、目の周辺の筋肉も過度に緊張します。

また、テレビやパソコンの画面の光は交感神経を刺激しやすく、筋肉をより緊張させます。

すると、血行が悪くなって、目の周辺の筋肉や細胞に酸素や栄養がいきわたりにくくなり、目が疲れやすくなったり、痛みを感じたりするようになるのです。

さらに、自律神経のバランスが乱れると、目のピントを合わせづらくなり、ますます目に負担がかかるようになります。

頭の筋肉のこりをとると、脳と体の情報交換がスムーズになる

なお、私は施術《せじゅつ》の際、必ず頭のマッサージを行っているのですが、「腰痛がひどく、どんなに腰をもんでも治らなかったのに、頭のマッサージをしてもらったら、痛みがひいた」「首や肩の頑固なこりがとれて、ラクになった」といった声をよく聞きます。

頭の筋肉は、首や肩の筋肉とつながっています。

そのため、側頭筋をはじめとする頭の筋肉がこっていると、首や肩もこりやすくなります。

こうしたこりは、首や肩だけでなく、大もとの原因である頭の筋肉をほぐさないと解消しないことが少なくありません。

また、脳には体の状態をコントロールする働きがありますが、頭の筋肉がこっていると、頭の血流やリンパ、神経などの流れが妨げられ、体の情報をキャッチしたり、体に指令を出したりすることがスムーズにできなくなります。

頭のマッサージによって、腰痛など、体のさまざまな不調が改善することがあるのは、頭の筋肉のこりをとることで、脳と体の間の情報交換がスムーズになるためでもあるのです。

寝ても
とれない疲れは
「冷え」のもと

筋肉の量が少ないと、体は冷える

ストレスは、体に「冷え」ももたらします。

冷えとは、体温が著《いちじる》しく低い状態のことであり、決して病気ではありません。しかし「冷えは万病のもと」ともいわれており、さまざまな病気や心身の不調の原因となります。

ひと口に「冷え」といっても、さまざまなタイプがあり、原因や対処方法は、それぞれ異なりますが、原因として、まず挙げられるのが「筋肉量の少なさ」です。

体温を維持したり体を動かしたりするためのエネルギー（熱）は、筋肉や肝臓、腎臓、脳などで、酸素と栄養素を使った化学反応（代謝）が行われることによって発生します。

筋肉量が多ければ多いほど、代謝が活発になり、熱が生み出されますが、筋肉の量が少ないと、筋肉でつくられる熱量も少ないため、なかなか体温が上がりません。

しかも、寒い場所で筋肉や筋膜がこわばって硬くなるように、体温が低いと、やはり筋肉や筋膜が硬くなって、血管やリンパ、神経などを圧迫しますし、放熱によってさらに体温が下がるのを防ぐため、体は末梢《まつしょう》の血管を収縮させます。

すると、血流が悪くなって、熱を生み出すために必要な酸素や栄養素が全身にスムーズに運ばれにくくなり、ますます体温が低くなるという悪循環が起こります。

こうした冷えを改善し、悪循環を断ち切るためには、適度な運動を行い、筋肉量を増やす必要があります。

また、喫煙の習慣があったり、動脈硬化が進行し血管が硬くなっていたり、糖尿病などにより血液がドロドロになっていたりすると、血行不良により、末端の細胞にまで酸素や栄養などがいきわたらず、冷えが生じることがありますし、体を冷やすような飲食物のとりすぎ、冷房へのあたりすぎなども冷えの原因となります。

これらについては、生活習慣を見直したり、病気の治療を行ったりすることが、冷えの改善につながります。

冷えは免疫力や基礎代謝を低下させ、頭痛をもたらすこともある

冷えの状態が続くと、「厚着をしたりお風呂に入ったりしても、体が温まらない」「布団に入っても手足が冷たく、寝つけない」といった症状に加え、疲労、肩こり、胃もたれ、腹痛、便秘、下痢、生理不順などが起こりやすくなります。

また、冷えは免疫力《めんえき》を低下させるため、風邪をひきやすくなったり、がんなどの病気にかかるリスクが高くなったりします。

体温が低くなると、免疫細胞のエネルギー源となる酵素の生産量が減り、免疫細胞の働きが鈍くなってしまうのです。

さらに、冷えはダイエットやアンチエイジングの妨げにもなります。

内臓の温度が1度下がると、基礎代謝は12%も下がるといわれています。

冷えると、体が脂肪をため込もうとするうえ、エネルギー消費量が落ちて痩《や》せにくくなったり、新陳代謝のスピードが低下して老化が進んだりする可能性があるのです。

冷えは、頭の疲れや頭痛の大きな原因ともなります。

体温が低くなると、側頭筋をはじめとする頭の筋肉も硬くなったり、頭の血管が収縮したりします。

その結果、「頭の血管やリンパ、神経などが圧迫される」「頭の血流が悪くなり、酸素や栄養素が頭にスムーズに運ばれにくく、老廃物も排出されにくくなる」といったことが起こり、頭の疲れがとれず、頭痛もどんどんひどくなってしまうのです。

なお、市販の頭痛薬には、体を冷やす成分が含まれているものも多く、飲めば飲むほど体が冷え、頭痛が治らないどころか、ますますひどくなる恐れもあるので、注意しましょう。

気づかれにくい、ストレスによる冷え

一方で、近年、増えているといわれているのが、「ストレスによる冷え」です。

ストレスを受けていると交感神経が優位になり、血管が収縮するため、血流が悪く

なり、体が冷えやすくなります。

さらに、自律神経はふだん、発汗などによって体温を調節していますが、交感神経が優位な状態が続くと、副交感神経との切り替えがスムーズにいかなくなり、体温調節機能がうまく働かなくなってしまいます。

そのため、ストレスによる冷えには、ほかの原因による冷えに比べ、

・汗をかきにくいが、手のひらや足の裏、ワキなどに、部分的に汗をかく
・体の内側が冷えているため、外側から体を温めてもあまり効果がない
・体が常に緊張状態にあるため、眠りが浅く、肩や腰などがこっている
・イライラや不安感が強い

など、自律神経のバランスの乱れからくる特徴が、より顕著《けんちょ》に見られます。

冷えを自覚しづらいのも、ストレスによる冷えの特徴です。

そのため、本人は「体が冷えている」とは思いも寄らず、どんどん体を冷やすようなことをしてしまい、

・冷えが改善せず、冷えによる体調不良や疲れなどがストレスとなる
↓
・交感神経が優位な状態、血行不良が続く
↓
・冷えが悪化し、さらに自律神経が乱れる

といった悪循環が生じ、気がつくと重度の冷えを起こしていることもあるので、特に注意が必要だといえるでしょう。

ストレスがたまると太りやすくなる？

ストレスは、太りやすい体をつくる!?

ストレスは、ダイエットの大敵でもあります。

たとえば、よく「ストレスがたまると、甘いものを食べたくなる」という話を耳にしますが、これには理由があります。

甘いものを食べると、脳内の快感中枢《かいかんちゅうすう》が刺激され、「β‐エンドルフィン」や「ドーパミン」という物質が生成されます。

「脳内麻薬」とよばれるβ‐エンドルフィンには、気持ちを落ち着かせたり、リラックスさせたりする効果があるといわれており、「脳内報酬《ほうしゅう》系」と呼ばれるドーパミンは、欲求が満たされた（あるいは満たされることがわかった）ときなどに分泌され、人に快感を覚えさせます。

つまり、ストレスがたまると、私たちは、β‐エンドルフィンやドーパミンによって自分の気持ちを落ち着かせたり、幸せな気分を味わったりするために、糖分を求めてしまうわけです。

また、ストレスを感じたとき、分泌されるコルチゾールには、ストレスの影響から体を守るため、血圧や血糖値を上げる働きがあります。

その際、筋肉をアミノ酸に分解して糖質に変えているため、ストレスが続き、コルチゾールが分泌され続けると、筋肉が減って脂肪が増えていくのです。

「厳しい食事制限をしているのに、なかなか痩せない」という人は、もしかしたら、ダイエットによるストレスが邪魔《じやま》をしているのかもしれません。

さらに、ストレスによって体が冷えると、基礎代謝も悪くなります。

「ストレスでものが食べられなくなり、痩せてしまう」というケースもありますが、ストレスが「太りやすい体」をつくってしまうことも多いのです。

ストレスからくるむくみにも要注意

ストレスは、むくみの原因にもなります。

むくみとは、老廃物を含んだリンパ液など、余分な水分がうまく排出されずに体内に残り、皮下組織にたまってしまうことです。

慢性化すると、老廃物のたんぱく質が水分を抱え込み、むくみはさらにひどくなります。

みなさんの中には、もしかしたら「むくみのせいで、実際よりも太って見えてしまう」と悩んでいる方がいらっしゃるかもしれませんね。

血管やリンパ管、腎臓の疾患《しっかん》などを除くと、むくみが発生する理由としては、

- 冷えによる代謝の低下
- 塩分のとりすぎ
- ホルモンバランスの乱れ
- 睡眠不足や運動不足

などが挙げられますが、実はストレスも、むくみの大きな原因となります。

ほかの項目でお伝えしているように、ストレスは、冷えやホルモンのバランスの乱れ、睡眠不足のもとになります。

しかし、それだけではありません。

抗ストレスホルモンのコルチゾールには、水分の排泄《はいせつ》を妨げる作用があり、体内に

水分が残りやすくなるのです。

また、すでにお話ししたように、コルチゾールには、筋肉を分解してエネルギー源に変える作用もあります。

体内の余計な水分は、血液やリンパを通って排出されますが、血液における心臓のような、ポンプ機能のある臓器を持たないリンパは、筋肉によって運搬されます。

ところが、**筋肉がコルチゾールによって分解され、衰《おとろ》えると、リンパの運搬機能が低下し、やはり余計な水分が排出されにくくなり、むくみが発生しやすくなる**のです。

神マッサージで、「疲れとストレスの悪循環」を断ち切る

ストレスは、どうすれば解消できるか？

これまで見てきたように、**過剰なストレスは、私たちの体にさまざまな悪影響を及ぼします。**

「ストレスがたまってきたな」「これ以上、ストレスが増えたら危険だな」と感じたら、こまめに解消する。

それが、健康に生きていくうえでの秘訣《ひけつ》だといえるでしょう。

ストレスを解消する方法には、さまざまなものがあります。

まず、**ストレスの原因を取り除く**、というもの。

人間関係が原因なら、相手と話し合ったり、うまく距離をとったりする。

仕事が原因なら、同僚や上司に助けやアドバイスを求めたり、転職に向けて行動したりする。

「物事を、できるだけポジティブに考えるようにする」「何でも完璧《かんぺき》にやろうとするのをやめる」「あれこれ悩みすぎず、目の前の問題を一つずつ片づけていく」といった具合に、ものの考え方を変えてみるのもよいかもしれませんし、

- 自分の抱えている悩みや不安、不満などを人に話す
- 適度に体を動かしたり、旅行をしたりして気分転換を図る
- ビタミンやマグネシウム、カルシウムなどを摂取して、ストレス耐性を強化する
- ゆっくり入浴し、リラックスする
- しっかり睡眠をとり、心身を休める

といった具合に、物理的にストレスを解消する方法もあるでしょう。

頭はストレスでこりやすく、心身のさまざまなトラブルのもとになる

しかし、それと同時にぜひやっていただきたいのが、頭のマッサージです。

人がストレスを受けると、頭の筋肉が疲労し、こりが生じますが、頭のこりは、首や肩のこりに比べて自覚されにくく、放置されがちです。

その結果、頭の疲れや頭痛などが悪化し、それがさらなるストレスとなる可能性があります。

しかも、脳には、体の状態をコントロールするという働きもあります。

硬くなった頭の筋肉、つまりこりが、頭の血管やリンパ、神経などを圧迫すると、

体の情報をキャッチしたり、体に指令を出したりすることがスムーズにできなくなります。

たとえ、もともとのストレスが解消されても、頭がこったままだと、心身にさまざまなトラブルが起こり、やはり新たなストレスが生まれてしまう可能性があるのです。

こうした「疲れとストレスの悪循環」を断ち切るためには、頭の疲れや頭痛を遠ざけたり、血液やリンパ、神経伝達物質などがスムーズに流れるようにしたりする必要がありますが、そこで有効なのが、頭のマッサージです。

頭のマッサージには、重要なツボを刺激し、ストレスによって乱れた自律神経のバランスを整える効果もあります。

仕事や家事、勉強の合間に、入浴時に、寝る前のちょっとした時間に……。

どのタイミングでもかまいませんから、気が向いたときに、頭のセルフケアをしてみてください。

PART 5

免疫、ホルモンバランス、血管のトラブル……。ビジネスマンに知ってほしいセルフケアの意義

このセルフケアは、免疫力の低下防止にも役立つ

がん細胞やウイルスなどから体を守る免疫細胞

ストレスがもたらす心身の不調についてはPART4でお伝えしましたが、ストレスを放置すると、重篤《じゅうとく》な病気につながることもあります。

ストレスが病気を引き起こす原因として、まず挙げられるのは、免疫力《めんえき》の低下です。

私たちはふだん、さまざまなウイルスや有害物質などにさらされて生きています。

また、人の体内では、毎日、3000〜5000個ほどのがん細胞が生まれているといわれます。

それでも私たちが、めったに病気をすることなく、健康に生きていられるのは、「免疫力」のおかげです。

免疫力を担《にな》っているのは、人の体内に2兆個ほど存在するといわれている免疫細胞です。

免疫細胞の主体は白血球で、主に血液中に存在しており、

- 単球（マクロファージ、樹状《じゅじょう》細胞）
- リンパ球（T細胞、B細胞、NK〈ナチュラルキラー〉細胞）
- 顆粒《かりゅう》球（好中《こうちゅう》球、好酸《こうさん》球、好塩基《こうえんき》球）

の3種類に、大きく分けることができます。

これらはそれぞれ働きが異なっており、単球はサイズの大きな異物や老廃物を処理する一方で、外部から異物が体内に入ったことをほかの免疫細胞に知らせる役目も果たし、リンパ球は小さな細胞やウイルスなどを駆逐《くちく》し、顆粒球はサイズの大きな異物

を食べて処理する、といった具合に、連絡をとり合って、体外から侵入してきた、あるいは体内で発生した異物が広がるのを抑え、体を病気などから守っています。

中でも、リンパ球に属するNK細胞は、体内をパトロールし、がん細胞やウイルス感染細胞を見つけ次第、片っぱしから殺してくれる、優秀な「殺し屋」です。

「NK細胞が活発かどうか」が、健康を大きく左右しているともいえます。

数が増えすぎると、顆粒球は暴走する

そして、免疫細胞の数のバランスを調整しているのが、自律神経です。

健康な人間の場合、免疫細胞の比率は、

- 単球　5％程度

●リンパ球　51～60％程度
●顆粒球　35～41％程度

となっているのですが、**ストレスがかかり、交感神経が優位な状態が続くと、顆粒球が増え、リンパ球が減少します。**

リンパ球のＴ細胞やＮＫ細胞などは、がん細胞やウイルスに感染した細胞を処理してくれます。

ところが、自律神経のバランスが崩れると、リンパ球が減って働きが弱くなり、風邪などの感染症にかかりやすくなったり、ヘルペスなどになりやすくなったり、生き延びるがん細胞が増えてしまったりします。

一方、顆粒球、特に好中球は、殺菌能力が高く、主に細菌やカビを食べてくれます。

しかし攻撃性が強いため、顆粒球の数が過剰になると暴走し、すでに死んでいる細菌や、胃や大腸にいるピロリ菌など、体と共存・共生している細菌にまで攻撃をしかけるようになります。

その結果、胃や腸の粘膜が傷つき、胃《い》潰瘍《かいよう》や潰瘍性大腸炎などが引き起こされてしまうのです。

ストレスは免疫のコントロールシステムを狂わせる

私たちの体には、白血球の働きをコントロールするシステムもありますが、過剰なストレスは、そのシステムにも影響を与えます。

左右の腎臓の上にある副腎《ふくじん》は、心身がストレスを受けると、アドレナリンやコルチゾールなどを分泌し、血圧や血糖値、体温、心拍《しんぱく》を上昇させます。

白血球の働きも、コルチゾールによってコントロールされているのですが、心身が長期にわたってストレスにさらされると、副腎は抗ストレスホルモンであるコルチゾールをつくり続けなければならなくなります。

その結果、「コルチゾールが過剰に分泌される」「副腎が過敏になり、ちょっとしたことでコルチゾールを分泌するようになる」といった現象が起こったり、あるいは副腎が働きすぎて疲れきってしまい、コルチゾールの分泌量が減ったりします。

すると、**コルチゾールによるコントロールが利かなくなって、白血球の働きが異常になり、異物を正確に判断できなくなります。**

異物でないものを異物であると判断し、過剰に攻撃してしまったり、逆に異物を見逃し、体に広がるのを許してしまったりするようになるのです。

それだけではありません。

免疫細胞は、血流に乗って、体じゅうをめぐります。

しかし、ストレスによって血管が収縮し、血流が悪い状態が続くと、免疫細胞がすみずみまでいきわたらなくなります。

さらに、血行不良によって体が冷えると、免疫細胞のエネルギー源となる酵素《こうそ》の働きも弱くなります。

体温が1度下がると、免疫力は30％低下するともいわれています。

ストレスを抱えると、体内の活性酸素が増え、細胞がさびる

また顆粒球は、食べた細菌を分解酵素と活性酸素《かっせいさんそ》を使って消化して分解し、自身が寿命を迎えた際にも活性酸素を放出します。

活性酸素は「酸化させる力が強い酸素」です。殺菌力が強く、体内に侵入した異物を排除するうえで大いに力を発揮しますが、一方で酸化力や攻撃力も強いため、体の正常な細胞をも攻撃したり、傷つけたり、さびさせたりします。

その結果、体にさまざまな不調がもたらされるようになります。

たとえば、私たちの体の細胞は日々分裂を繰り返しており、その際、細胞内のDNAの情報もコピーされます。

ところが、**活性酸素が過剰になると、活性酸素によってDNAが傷つけられて情報のコピーミスが起こるようになり、がん細胞が生まれたり、細胞の老化が早まったりする**のです。

体にはもともと、活性酸素を除去する「抗酸化《こうさんか》系《けい》」と呼ばれるシステムも備わっているのですが、活性酸素が増えすぎたり、加齢などによって抗酸化系の働きが弱くなったりすると、活性酸素をコントロールしきれなくなります。

ほかにも、**過剰に発生した活性酸素は、体内のコレステロールや中性脂肪を酸化させ、過酸化脂質《かさんかししつ》に変化させます。**

それらは血管壁《けつかんへき》に付着し、血管をふさいだり、もろくしたりするため、高血圧や動脈硬化《どうみゃくこうか》、ひいては心筋梗塞《しんきんこうそく》や脳梗塞などを引き起こします。

免疫力は、副交感神経が優位なときにパワーを発揮します。

しかし、ストレスによって自律神経のバランスが崩れ、交感神経の優位な状態が続くと、免疫系が正常に機能しなくなります。

その結果、アレルギー症状が悪化したり、口内炎やヘルペスなどができやすくなったり、風邪などの感染症にかかりやすくなったりするだけでなく、胃潰瘍や潰瘍性大腸炎、さらには、がん、心筋梗塞、脳梗塞などの深刻な病気にかかるリスクも高くなってしまうのです。

アレルギーや腸内環境の悪化は、なぜ起こるのか？

アレルギーの原因は、免疫の過剰反応

なお、免疫力が、ときに大きなトラブルをもたらすこともあります。

それが、アレルギーです。

通常、ウイルスや有害な物質（抗原《こうげん》）が体内に入ってくると、体はその抗原と特異的に結合する抗体をつくります。

抗原と抗体をくっつけることで、抗原を体から排除しやすくするのです。

ところが、何らかの原因により、花粉や食べ物など、特に有害でない物質が体内に入ったときに、抗体ができてしまうことがあります。

しかも、この抗体と花粉などの抗原が結びつくと、ヒスタミンやロイコトリエンといった化学物質が生み出され、それらが血管に乗って全身に回り、神経を刺激したり、腫《は》れや炎症を起こしたりするのです。

花粉症をはじめ、さまざまな**アレルギーは、こうした免疫の過剰反応**《かじょう》**によって起こります。**

腸内環境の乱れが、免疫細胞を暴走させる

免疫の過剰反応が起こる原因は、いくつか考えられます。

たとえば、腸内環境の悪化。

食べ物から得た栄養素を吸収する腸には、免疫細胞の6割が集まっているといわれています。

食べ物と一緒に入ってきたウイルスや有害物質を排除するためです。

ところが、腸内環境が悪化すると、免疫細胞が正常に働けなくなり、本来は害のない食べ物や、きちんと消化されなかったたんぱく質などを敵であると見なし、攻撃するようになります。

そして、**腸内環境の悪化に、ストレスは大きく関わっています。**

ストレスによって血液やリンパの流れが悪くなり、腸をはじめとした内臓に十分な酸素や栄養が送られなくなると、内臓の機能が低下するからです。

それによって、消化不良が起こったり、体にとって不要なものをうまく排出することができなくなったりして、腸内環境が悪化してしまうのです。

過剰なストレスが、コルチゾールの分泌バランスを崩し、アレルギーを引き起こす

また、**ストレスによるコルチゾールの分泌量のバランスの乱れも、免疫の過剰反応を引き起こす原因**となります。

ストレスを感じた際に分泌される抗ストレスホルモンのコルチゾールには、免疫作用をコントロールする働きがあるといわれています。

ストレスが強いと体調を崩しやすくなるのは、コルチゾールが増えて免疫作用が抑えられ、体内に細菌やウイルスが入りやすくなってしまうからでもあるのです。

ところが、過剰なストレスによってコルチゾールが一度に大量につくられると、副

腎や、副腎に指令を出す自律神経が疲労し、今度は逆に、コルチゾールの分泌が減ってしまいます。

すると、免疫細胞が活発化しすぎてコントロールすることができなくなり、アレルギーが起こったり、悪化したりするのです。

このように、ストレスは免疫力を低下させるだけでなく、免疫の過剰反応にもつながります。

免疫力を正しく機能させるためには、ストレスを受けすぎないこと、ストレスを適度に解消することが必要だといえるでしょう。

男性ホルモン減少による体の不調をやわらげるには？

人体には、100種類以上ものホルモンが存在している

人間の体内には、さまざまなホルモンが存在します。

人体には、異なる役割を持ったホルモンが100種類以上あるといわれており、相互に影響し合いながら、体のさまざまな働きを調節しています。

心身が健康なとき、ホルモンが分泌されるタイミングや量はきちんとコントロールされていますが、何らかの原因で分泌されるホルモンの量が増えすぎたり減りすぎたりすると、バランスが崩れ、体に不具合が生じることになります。

そして、**過剰なストレスは、ホルモンのバランスが崩れる原因の一つとなります。**

自律神経が乱れたり、頭がこったりすることによって、血液や神経などの流れが妨

げられると、ホルモンの分泌や生成に関する脳からの指令がうまく伝わらなかったり、ホルモンの運搬が滞《とどこお》ったりするからです。

生理不順の大きな原因となる、ストレス

女性の生理は、特に「ストレスによるホルモンバランスの乱れ」の影響を受けやすいといえるかもしれません。

正常な生理の周期は、だいたい28日前後、出血が起こるのは3〜7日間程度であり、その周期は、基本的には、卵巣《らんそう》でつくられるエストロゲンやプロゲステロンといった女性ホルモンがバランスよく分泌されることによって、コントロールされています。

エストロゲンには、子宮の発育や子宮内膜《ないまく》の増殖を促すほか、コラーゲンの生成を促して肌のハリや潤いを保ち、骨や血管を丈夫にし、育毛を促す、善玉《ぜんだま》コレステロールを増やすといった働きがあります。

またプロゲステロンには、子宮内膜を柔らかくし、基礎体温を上げるなどして、妊娠しやすい体をつくり、妊娠状態を維持するほか、皮脂の分泌を促す働きがあります。

ところが、何らかの理由で2つのホルモンのバランスが崩れると、「生理の間隔が一定でない」「長い間、出血が続く」といった症状が表れます。

このような、いわゆる「生理不順」をもたらす原因としては、「過度のダイエット」「食生活の偏り」「冷え」「子宮筋腫《きんしゅ》などの病気」などが考えられますが、中でも特に大きな影響を与えているのがストレスだといわれています。

ストレスを抱えている人は、更年期障害の症状が重くなりやすい？

また、更年期《こうねんき》障害も、ストレスの影響を強く受けます。

更年期障害は、閉経《へいけい》前後（45～55歳くらい）に、エストロゲンやプロゲステロンの分泌量が急激に減少することにより、ホルモンのバランスが崩れ、ホットフラッシュ（急なほてり、のぼせ、大量の発汗）、動悸《どうき》、息切れ、めまい、高血圧、憂うつ、集中力の低下などの症状が表れるというものです。

ストレスを抱えている人は、こうした症状が強く表れやすいといわれています。

エストロゲンには交感神経の活動を抑制し、副交感神経の活動を促進するという働きがあり、エストロゲンが減少すると、自律神経のバランスが崩れ、交感神経が優位になりがちです。

ストレスを抱えている人は交感神経が優位になっていますが、そこに、エストロゲンの減少による影響が加わるため、どうしても症状が重くなってしまいやすいのです。

さらに、更年期障害からくる心身の不調や、体の変化などに伴う悩み・不安は、それ自体が大きなストレスともなります。

ストレスが、性ホルモンやDHEAの分泌を妨げる

また、**更年期障害には、女性ホルモンだけでなく、副腎皮質《ふくじんひしつ》でつくられる性ホルモンの一種である、DHEA（デヒドロアピアンドロステロン）も関係しています。**

DHEAは、「マザー・ホルモン」とも呼ばれており、体内で男性ホルモンのテストステロンや女性ホルモンなど、50種類ものホルモンに変わります。

男性にも女性ホルモンが、女性にも男性ホルモンが多少は必要であり、それぞれ、DHEA由来の性ホルモンに助けられています。

更年期の女性にとって、DHEA由来の女性ホルモンは非常に重要です。

閉経後数年で、卵巣から分泌されるエストロゲンはそれまでの40%程度になり、プロゲステロンはほぼ分泌されなくなりますが、DHEAが分泌されていれば、急激に

ホルモンのバランスが崩れることはなく、更年期障害の症状も緩和されるからです。

男性にとっても、DHEAは大事です。

男性ホルモンのうち、95％は精巣でつくられるテストステロンです。

個人差はあるものの、更年期を迎えるころ、男性の体でもテストステロンが減少することが多く、いわゆる「男性の更年期障害」の症状が表れるようになります。

そして、男性ホルモンの5％はDHEAであり、精巣でつくられるテストステロンが減少すると、DHEAが活性化することがわかっています。

ところが、**ストレスは、性ホルモンやDHEAの分泌を妨げます。**

卵巣や精巣《せいそう》でつくられる性ホルモンも、副腎皮質でつくられるDHEAも、肝臓でつくられるコレステロールを原料としています。

副腎皮質では、抗ストレスホルモンであるコルチゾールもつくられていますが、ストレスがかかると、脳はコルチゾールを優先的に分泌しようとします。

その結果、卵巣や精巣に回るコレステロールの量が減り、性ホルモンの質や量、濃度が低下してしまうのです。

また、**ストレスがかかると、副腎もコルチゾールやアドレナリン、ノルアドレナリンを出すことを優先し、DHEAの分泌を後回しにしてしまいます。**

長くストレスがかかり続けると、副腎自体が疲れてしまうこともあります。

こうした理由から、本来、女性ホルモンや男性ホルモンの減少による影響をカバーしてくれる存在であるDHEAの分泌が減ると、結果的に、更年期障害の症状が重くなってしまいやすいといえます。

このように、過剰なストレスはホルモンのバランスを乱し、体にさまざまな影響を及ぼします。

生理不順や更年期障害などの症状をやわらげるためにも、心身にストレスをかけすぎないようにすることや、「疲れとストレスの悪循環」を断ち切ることが大切だといえるでしょう。

ストレスがかかると
血栓ができやすくなり、
心筋梗塞、脳梗塞の
リスクが高くなる

心疾患や脳血管疾患の大きな原因、動脈硬化

ストレスは、虚血性《きょけつせい》心疾患や心筋梗塞、脳梗塞、くも膜下出血、脳出血などの原因ともなりえます。

虚血性心疾患とは、心臓のまわりを通っている冠《かん》動脈が動脈硬化などによって狭くなったり詰《つ》まったりして、心臓の筋肉（心筋《しんきん》）に血液が送られなくなることで起こる疾患のことです。

これにより、心筋の収縮力が弱まった状態を虚血性心不全《しんふぜん》といい、動脈硬化が進み、かつ冠動脈内に血栓《けっせん》ができて、血管が完全に詰まってしまった状態を心筋梗塞といいます。

また脳梗塞は、脳や頸部《けいぶ》の血管が動脈硬化によって細くなったり、血栓が流れてきて詰まったりして、脳の血流が低下することによって起こります。

血液には、全身の臓器や組織に必要な酸素や栄養などを運び、いらなくなった二酸化炭素や老廃物などを回収するという役割があります。

そのため、心筋や脳に血液が送られなくなると、その部分の細胞が酸素不足、栄養不足に陥り、やがて壊死《えし》します。

壊死の範囲が広がると、心臓や脳の機能が低下し、場合によっては死に至ることもあります。

一方、脳出血は、脳に栄養を送っている血管が破れ、脳内に出血が起こるというものであり、くも膜下出血は、脳の表面の血管が破れ、脳の表面を覆う膜の一つである「くも膜」と脳の間に出血が起こるというものです。

脳出血では頭痛と同時に、手足の麻痺《まひ》やしびれ、言語障害、めまい、視野が狭くなる、といった症状が、くも膜下出血では激しい頭痛が生じ、いずれも場合によっては、やはり死に至ることがあります。

そして、**血管が破れる大きな原因となっているのも、動脈硬化です。**

高血圧は、血管にも心臓にも負担をかける

動脈硬化とは、その名の通り、動脈が硬くなることです。

動脈は「全身に血液を送る」という、とても重要な役割を果たしていますが、**動脈が硬くなって柔軟性や弾力性を失うと、もろくなって破れやすくなったり、血液をうまく送り出せなくなったりします。**

動脈は歳をとるにつれ、硬くなっていきますが、**高血圧も動脈硬化を促進します。**

「血圧」とは「血液が血管を通るときにかかる圧力」「血液が血管を押す力」のことです。

心臓は通常、1分間に60～80回ほど、血液を血管に送り出します。

血圧を測ると、必ず「最高血圧」と「最低血圧」の2つの値が出ますが、これらはそれぞれ、血液が送り出されたときに血管にかかる圧力と、血管が送り出された後にかかる圧力を示しています。

ホースの中にポンプで液体を流すとき、サラサラの水を流すよりもドロドロの水を流すほうが、そして太いホースに流すよりも細いホースに流すほうが、力がいるし、ホースにも圧力がかかります。

同様に、**血液がドロドロだったり、血管が細かったりすると、心臓は通常よりも強い力で血液を送り出さなければならず、血圧も高くなります。**

大きな圧力がかかり続けると、血管が破れないようにするため、体は血管の壁を厚くします。

しかし、血管の壁が厚くなると、それだけ血液の通り道は狭くなってしまいます。狭くなった血管を血液が通るため、血管にはさらに圧力がかかり、それに負けないよう、体は血管の壁をさらに厚くし……。

こうして、どんどん動脈の血管の壁が厚く硬くなり、柔軟性や弾力性を失って、動脈硬化が起こってしまうのです。


このように、**高血圧は動脈硬化の大きな原因となりますが、一方で心臓にも大きな負担をかけます。**

筋肉は、鍛《きた》えれば鍛えるほど厚く硬くなります。

強い力で血液を送り出し続けると、心筋も厚く硬くなりますが、その反面、柔軟性が失われ、ポンプとしての機能は弱くなります。

そのため、少し体を動かしただけでも息切れしたり、動悸《どうき》が激しくなったりしてしまい、心不全につながることもあるのです。

ストレスが血液をドロドロにし、血管を硬くさせる

心疾患や脳血管疾患の原因となる、血栓や動脈硬化、心臓への大きな負担。
実は、ストレスは、これらの発生に大きく関わっています。

まず、**ストレスを感じ、交感神経が優位になると、血管が収縮して血圧が上がり、心拍数も上がります。**

一時的なものであればよいのですが、非常に強いストレスを感じたり、ストレスを感じ続けたりすると、血管にも心臓にも負担がかかり、血管はどんどん硬くなります。

ストレスは、血液中の赤血球も増やします。

ストレスが原因で赤血球が多くなることを「ストレス性赤血球増加症」といいますが、これは頭痛、めまい、耳鳴りなどの症状を引き起こしますし、赤血球の数が著しく増えると、血液の流れが悪くなり、血管が詰まりやすくなります。

また、自律神経やホルモンの分泌のバランスが崩れると、体の代謝《たいしゃ》機能が低下し、血液中の糖分や老廃物、小型ＬＤＬコレステロール、中性脂肪などが増えたりして、血液がドロドロになります。

そして、**ストレスによって生まれた過剰な活性酸素は、体内のコレステロールや中性脂肪を酸化させ、過酸化脂質に変化させます。**

すると、血管の壁に脂質が付着し、血管が狭くなって血圧が高くなり、やはり血管や心臓に負担がかかります。

もちろん、ストレスによる飲酒・喫煙の増加も、動脈硬化などの原因となります。

アルコールは、適量であれば血圧を下げ、血行を促進し、「善玉コレステロール」と呼ばれるＨＤＬコレステロールを増やし、血液を固まりにくくする作用があり、動脈硬化や血栓の発生などの予防につながるといわれています。

しかし、**過度の飲酒は血圧を上昇させ、病気の発生リスクを高めます。**

一方、タバコにもある程度、ストレスを緩和する効果はあります。

ただ、**タバコに含まれるニコチンやタールは、血液中の血小板どうしを結合させたり、血管を収縮させたりして、ドロドロの血液や血行不良の原因をつくります。**

しかも、喫煙によって発生する一酸化炭素は、本来、酸素と結びつくべき赤血球中のヘモグロビンと先にくっついてしまうため、全身に酸素がいきわたらなくなります。

喫煙は血圧の上昇や動脈硬化を促進すると報告されており、喫煙者が虚血性心疾患や心筋梗塞になる危険性は、非喫煙者の２～３倍ともいわれています。

ストレスで、血液はふだんより30％も固まりやすくなる!?

ストレスがかかると、血栓もできやすくなります。

血栓の原因となるのは、血液に含まれる「フィブリン」という物質です。皮膚や血管に傷ができたとき、フィブリンは網目状の物質を出し、赤血球や血小板《けつしょうばん》を集めて血液を固め、止血する働きがあります。

柔軟性を失い、もろくなった血管に、ドロドロの血液や活性酸素が流れ込むと、血管の壁に傷がつきやすくなります。

血管に傷ができると、フィブリンがかさぶた状のものをつくりますが、それが何度も繰り返されるうちに、**かさぶた状のものが重なって血栓となってしまう**のです。

しかもフィブリンには、ストレスがかかると活性化し、網目状の物質をより多く放出するという性質があります。

さらに、ストレスを感じたとき、副腎から分泌されるコルチゾールには、血液を固まらせたり、血栓が溶けるのを抑制したりする働きがあり、**強いストレスを感じたときは、そうでないときに比べ、30%も血液が固まりやすくなる**ともいわれています。

それだけではありません。

ストレスは、「心房細動《しんぼうさいどう》」を引き起こすこともあります。

通常、私たちの心臓は、右心房にある同結節《どうけっせつ》が出す電気信号に従い、1分間に60〜80回の収縮と拡大を規則正しく繰り返しています。

ところが、何らかの理由で電気信号が乱れると、心房が不規則に震《ふる》えて、心臓の正確なリズムが狂い、動悸や不整脈などが生じます。

これが心房細動であり、ストレスも、電気信号の乱れを引き起こす大きな原因であると考えられています。

そして**心房細動が起きると、血液が心臓内に停滞し、血栓ができやすくなる**のです。

このように、ストレスが心疾患や脳血管疾患に与える影響は計り知れません。

動脈硬化を食い止めたり、血栓ができるのを予防したりするためには、

- バランスのよい食事を心がける
- しっかり水分をとる
- 適度な運動を行う
- 飲酒や喫煙を控える

といったことが大事ですが、それに加え、ストレスを軽減することも必要不可欠だといえるでしょう。

糖尿病にも、ストレスが関わっている？

いまや、日本人の国民病となった、糖尿病

近年、糖尿病の患者数が急増しています。

厚生労働省が3年ごとに行っている調査によると、2008年に237万1000人、2011年に270万人だった糖尿病の通院患者数が、2017年には過去最多の約328万9000人になったそうです。

いまや「国民病」ともいわれる糖尿病ですが、いったいどのような病気なのでしょうか。

糖尿病は、血液中のブドウ糖（血糖）の量が正常時よりも多くなる病気で、Ⅰ型とⅡ型の2種類があります。

通常、血糖値は、「インスリン」というホルモンによってコントロールされています。

食事をとった後などに血糖値が上がると、すい臓のランゲルハンス島という部位のベータ細胞からインスリンが分泌されます。

インスリンの作用により、血液中のブドウ糖が筋肉に送り込まれ、エネルギーとして利用されたり、細胞内や組織内に貯蔵されたりして、血糖値が下がるのです。

ところが、過去のウイルス感染などにより、免疫細胞のリンパ球が暴走してベータ細胞を破壊し、インスリンが分泌されなくなることがあります。

これがⅠ型糖尿病です。

発症するのは、子どもや若い人が多く、「小児糖尿病」とも呼ばれています。

一方、Ⅱ型糖尿病は、何らかの原因によって、インスリンが出にくくなったり、インスリンが効きにくくなったりして、血糖値が高くなるというものです。

発症するのは中高年が多く、「成人型糖尿病」とも呼ばれており、日本人の糖尿病の約95％がⅡ型であるといわれています。

糖尿病で本当に恐ろしいのは、合併症

糖尿病の初期の症状としては、以下のようなものが挙げられます。

- 糖が体外に排出される際、水分も一緒に出るため、尿の量が多くなる
- 尿が大量に出るため、脱水状態となり、ひどくのどが渇く
- 糖をエネルギーとして利用できず、体がたんぱく質や脂肪をエネルギー源にするため、体重が減る
- エネルギー不足や体重減少により、ひどく疲れやすくなったり、眠くなったりする

Ⅰ型では、こうした症状が急に起こりますが、Ⅱ型は気づかないうちに発症し、ゆっくり進行することが多いようです。

しかし、**糖尿病で本当に怖いのは、合併症《がっぺい》です。**

Ⅰ型もⅡ型も、体内でインスリンをつくることができなくなるため、血管の中に大量のブドウ糖が残り、血液がドロドロになります。

すると、血流が悪くなったり、血管が劣化したりして、腎臓病、心筋梗塞、脳梗塞、神経障害、白内障《はくないしょう》など、ときには命に関わるような、深刻な合併症が引き起こされてしまうのです。

食生活や運動不足よりも、ストレスが糖尿病の原因になっている!?

これまで、Ⅱ型糖尿病は「遺伝的に糖尿病になりやすい人が、運動不足に陥ったり、食べすぎたり飲みすぎたりしたときに発症しやすい」と考えられており、糖尿病の患者数が増えているのも、食生活の変化による炭水化物の摂取量の増加や、運動量の減少のせいであるといわれていました。

ところが近年、**ストレスが、Ⅱ型糖尿病発症の大きな原因として注目を浴びています。**

ストレスを感じ、交感神経が優位になると、**筋肉などに蓄《たくわ》えられたブドウ糖を血液中に放出させ、血糖値を上昇させる作用のあるアドレナリンやコルチゾール、グルカゴンなどが分泌されます。**

さらに**コルチゾールには、インスリンの効きを悪くする作用もあります。**

そのため、体がどんなにインスリンを分泌しても、なかなか血糖値が下がらず、ストレスを受けている状態が続くと、血糖値が高い状態も続き、糖尿病を発症しやすくなってしまうのです。

もちろん、ストレスから過食や過度の飲酒・喫煙に走ることも、血糖値の上昇につながります。

特に、**タバコに含まれるニコチンには、インスリンの働きを弱めたり、インスリンの分泌を減らしたりする作用があり、**喫煙者は非喫煙者に比べ、ブドウ糖の処理機能が45%も低下するといわれています。

さらに、喫煙は血流を阻害するため、心筋梗塞や神経障害など、糖尿病の合併症の進行を早めるともいわれています。

実際、ドイツのある機関が、ドイツ在住の労働者約5000人を対象に行った調査によると、強いストレスを感じている人は、そうでない人に比べ、Ⅱ型糖尿病を発症するリスクが45%も高かったそうです。

また、カナダで約7000人の女性を対象に行われた調査でも、仕事のストレスが多い女性は、そうでない女性に比べ、Ⅱ型糖尿病を発症するリスクが2倍に上昇するという結果が出たそうです。

糖尿病や、それに伴う合併症を予防したり、進行を食い止めたりするうえでも、生活習慣の改善とストレスの軽減は非常に重要なのです。

「疲れとストレスの悪循環」を断ち切り、心身を健康に保つ

日本人の15人に1人が、過去にうつ病を経験している!?

近年、やはり増加しているといわれているのが、「うつ病」の患者数です。

厚生労働省の「患者調査」によると、2002年には71万1000人だった「気分［感情］障害」（うつ病、躁《そう》うつ病など）の総患者数は、2014年には111万6000人、2017年には127万6000人に達しており、別の調査では、過去にうつ病にかかったことのある人は、15人に1人いるともいわれています。

嫌なことや悲しいことがあったとき、一時的に憂うつになったり、やる気が起きなくなったりすることはありますが、うつ病の場合は、「非常につらく、何事にも興味や喜びを感じられない」という状態が、朝から晩まで、何日間も続きます。

うつ病になると、

- 憂うつになったり、悲しい気持ちになったりする
- 何に対しても面白さや興味を感じられない
- 何でもないことに対し、不安や焦りを感じる
- 集中力や注意力が低下する

といった精神的な症状だけでなく、

- だるい
- 眠れなかったり、逆に、やたらと眠くなったりする
- 食欲がなくなったり、逆に、過食になったりする
- 頭や肩、腰、背中などが痛くなる
- 胃が痛くなったり、便秘や下痢になったりする

● 動悸《どうき》が激しくなったり、息苦しくなったり、めまいがしたりする

など、さまざまな体の症状も表れます。

ストレスによるセロトニンの減少が、うつ病の原因と考えられている

うつ病の原因は、まだはっきりと解明されてはいませんが、最近の研究では、うつ病のときには、脳の神経細胞間で情報を伝える役割をしている神経伝達物質に、何らかの異変が生じているとされています。

神経伝達物質のうち、セロトニンとノルアドレナリン、ドーパミンは、人の感情に関わる情報の伝達をつかさどっており、気分を高揚させたり落ち着かせたり、それに

伴う体の反応をコントロールしたりしています。

これらの神経伝達物質は、ふだんはバランスを保ちながら分泌されているのですが、

- 子どものころの厳しい体験
- 大事な人との別れ、失業、人間関係のトラブルなどによるショック
- 就職や退職、結婚や離婚、出産、引っ越しといった環境の変化
- 体の慢性的な疲れや病気
- 更年期など、ホルモンバランスの変化

といった出来事により、**過剰なストレスを感じたり、あるいは不規則な生活が続いたりすると、バランスが崩れてしまいます。**

その結果、情報がうまく伝わらなくなって、心身のバランスがとれなくなり、うつ病になるといわれているのです。

特に、セロトニンには、

- 不安や緊張をとり、気持ちを安定させ、幸せな気分をもたらす
- 交感神経と副交感神経のバランスをとる

といった働きがあり、**うつ病には、このセロトニンの分泌量の低下が大きく関わっている**と考えられています。

ストレスをとることで、うつ病をできるだけ遠ざける

これまでお話ししてきたように、ストレスを感じると、交感神経が優位になり、体

が活性化されます。

爆発的なパワーはありますが、このとき、体のあちこちに無理な負荷《ふか》がかかっています。

ストレスが一過性のものであれば、やがてセロトニンが分泌されて副交感神経が優位な状態になりますが、**ストレスが大きすぎたり、ストレス状態が長く続いたり、あるいはセロトニンの分泌量が少なかったりすると、副交感神経への切り替えがうまく行われません。**

そうなると、心身がいつまでたってもリラックスできないため、疲労が回復されず、やがてエネルギーが尽き、抑うつ状態やうつ病になってしまうのです。

なお、ストレスとうつ病との関係については、ほかに、「**ストレスを感じたときに分泌されるコルチゾールは、脳の神経細胞を委縮させ、脳の機能低下やうつ病の悪化を招く**」ともいわれています。

このように、うつ病とストレスには、非常に深い関係があります。
「弱い人」だけが、うつ病になるわけではありません。
ストレスの量が、その人に耐えられる限界を超えてしまうと、誰でもうつ病になる可能性はあるのです。

うつ病を予防するためには、規則正しい生活を送ること、セロトニンを増やす効果があるといわれている日光浴や有酸素運動を行うことなどが有効ですが、何よりも重要なのは、ストレスを抱えすぎないことです。

過剰なストレスの原因となるものをできるだけ遠ざけるのはもちろん、頭のマッサージによって頭の筋肉のこりをほぐし、寝てもとれない疲れをリセットし、自律神経のバランスを整え、「疲れとストレスの悪循環」に陥らないようにしましょう。

寝てもとれない疲れをとる
神マッサージ

発行日　2021年5月13日　第1刷

著者　寺林陽介
監修　内野勝行

本書プロジェクトチーム
編集統括　柿内尚文
編集担当　栗田亘
デザイン　喜來詩織（エントツ）
制作協力　森モーリー鷹博
モデル　森木美和（スプラッシュ）
ヘアメイク　田中いづみ
編集協力　村本篤信
本文デザイン・DTP　廣瀬梨江
校正　荒井順子

営業統括　丸山敏生
営業推進　増尾友裕、藤野茉友、綱脇愛、大原桂子、桐山敦子、矢部愛、寺内未来子
販売促進　池田孝一郎、石井耕平、熊切絵理、菊山清佳、吉村寿美子、矢橋寛子、遠藤真知子、森田真紀、大村かおり、高垣知子
プロモーション　山田美恵、林屋成一郎

編集　小林英史、舘瑞恵、村上芳子、大住兼正、菊地貴広
講演・マネジメント事業　斎藤和佳、志水公美
メディア開発　池田剛、中山景、中村悟志、長野太介、多湖元毅
管理部　八木宏之、早坂裕子、生越こずえ、名児耶美咲、金井昭彦
マネジメント　坂下毅
発行人　高橋克佳

発行所　株式会社アスコム

〒105-0003
東京都港区西新橋2-23-1　3東洋海事ビル
編集部　TEL：03-5425-6627
営業部　TEL：03-5425-6626　FAX：03-5425-6770

印刷・製本　中央精版印刷株式会社

Printed in Japan ISBN 978-4-7762-1136-5

本書は2017年11月に弊社より刊行された
『ストレスとりたきゃ頭蓋骨をもみなさい』を
改題し、加筆修正したものです。